Essstörungen

W0012956

Fortschritte der Psychotherapie
Band 24

Essstörungen
von Prof. Dr. Corinna Jacobi, Dr. Thomas Paul und PD Dr. Andreas Thiel

Herausgeber der Reihe:
Prof. Dr. Dietmar Schulte, Prof. Dr. Klaus Grawe,
Prof. Dr. Kurt Hahlweg, Prof. Dr. Dieter Vaitl

Essstörungen

von

Corinna Jacobi, Thomas Paul
und Andreas Thiel

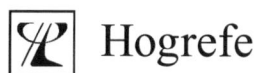 Hogrefe

Göttingen · Bern · Toronto · Seattle · Oxford · Prag

Prof. Dr. Corinna Jacobi, geb. 1957. 1976-1982 Studium der Psychologie in Landau und Göttingen. 1983-1987 Wissenschaftliche Mitarbeiterin der Psychiatrischen Universitätsklinik in Göttingen. 2001-2004 Professorin für Klinische Psychologie und Psychotherapie an der Universität Trier. Seit 2004 Professorin für „Grundlagen und Interventionen bei Essstörungen und assoziierten Störungen" an der Technischen Universität Dresden.

Dr. Thomas Paul, geb. 1950. 1974-1980 Studium der Psychologie in Göttingen. Seit 1993 1. Leitender Psychologe der Medizinisch-Psychosomatischen Klinik Bad Bramstedt.

PD Dr. Andreas Thiel, geb. 1959. 1980-1987 Studium der Psychologie und Medizin in Göttingen. Seit 1998 Chefarzt der Klinik für Psychiatrie und Psychotherapie, Diakoniekrankenhaus, Rotenburg/Wümme.

Wichtiger Hinweis: Der Verlag hat für die Wiedergabe aller in diesem Buch enthaltenen Informationen (Programme, Verfahren, Mengen, Dosierungen, Applikationen etc.) mit Autoren bzw. Herausgebern große Mühe darauf verwandt, diese Angaben genau entsprechend dem Wissensstand bei Fertigstellung des Werkes abzudrucken. Trotz sorgfältiger Manuskriptherstellung und Korrektur des Satzes können Fehler nicht ganz ausgeschlossen werden. Autoren bzw. Herausgeber und Verlag übernehmen infolgedessen keine Verantwortung und keine daraus folgende oder sonstige Haftung, die auf irgendeine Art aus der Benutzung der in dem Werk enthaltenen Informationen oder Teilen davon entsteht. Geschützte Warennamen (Warenzeichen) werden nicht besonders kenntlich gemacht. Aus dem Fehlen eines solchen Hinweises kann also nicht geschlossen werden, dass es sich um einen freien Warennamen handele.

Bibliografische Information Der Deutschen Bibliothek

Die Deutsche Bibliothek verzeichnet diese Publikation in der Deutschen Nationalbibliografie; detaillierte bibliografische Daten sind im Internet über <http://dnb.ddb.de> abrufbar.

© 2004 Hogrefe Verlag GmbH & Co. KG
Göttingen · Bern · Toronto · Seattle · Oxford · Prag
Rohnsweg 25, 37085 Göttingen

http://www.hogrefe.de
Aktuelle Informationen · Weitere Titel zum Thema · Ergänzende Materialien

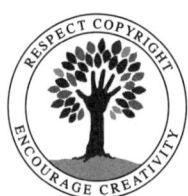
Das Werk einschließlich aller seiner Teile ist urheberrechtlich geschützt. Jede Verwertung außerhalb der engen Grenzen des Urheberrechtsgesetzes ist ohne Zustimmung des Verlags unzulässig und strafbar. Das gilt insbesondere für Vervielfältigungen, Übersetzungen, Mikroverfilmungen und die Einspeicherung und Verarbeitung in elektronischen Systemen.

Satz: Beate Hautsch, Göttingen
Druck: Schlütersche Druck GmbH & Co. KG
Printed in Germany
Auf säurefreiem Papier gedruckt

ISBN 3-8017-1157-9

Inhaltsverzeichnis

Karten:

Wichtige Fragen für den Erstkontakt

Fragen zur Diagnostik und Vorgeschichte

1 Beschreibung der Störungsbilder

Auffälligkeiten oder Störungen des Essverhaltens sind Phänomene, die bei jungen Frauen in der Pubertät relativ häufig beobachtet werden können. Unzufriedenheit mit der Figur und dem Gewicht, der Wunsch, dünner zu sein oder das Durchführen konkreter gewichtsreduzierender Maßnahmen werden zu einem hohen Prozentsatz von jungen Frauen in dieser Altersgruppe bejaht. Dennoch entwickeln sich in den wenigsten Fällen daraus klinisch manifeste Störungen.

Auffälligkeiten oder Störungen des Essverhaltens sind bei jungen Frauen häufig

Andererseits können wiederholte Diäten und Gewichtsverluste sowie die übermäßige Beschäftigung mit der Figur und dem Gewicht Risikofaktoren für oder sogar Vorläufer von späteren klinischen Störungen sein. An welcher Stelle die Grenze zu ziehen ist bzw. ab welchem Ausmaß von Auffälligkeit die Wahrscheinlichkeit für das Auftreten von Essstörungssyndromen deutlich ansteigt, ist derzeit noch weitgehend ungeklärt und Gegenstand mehrerer Untersuchungen.

Diätverhalten und übermäßige Beschäftigung mit Figur und Gewicht sind Risikofaktoren für Essstörungen

1.1 Bezeichnung und Definition nach ICD-10 und DSM-IV

In der neuesten Auflage der Internationalen Klassifikation psychischer Störungen (ICD-10; Dilling, Mombour & Schmidt, 1991) sind Essstörungen im Kapitel F5 „Verhaltensauffälligkeiten mit körperlichen Störungen und Faktoren" aufgeführt. Als wichtigste Syndrome sind *Anorexia nervosa (F50.0)* und *Bulimia nervosa (F50.2)* beschrieben. Daneben existiert als weniger spezifische Störung jeweils eine Form einer „atypischen" Anorexia und Bulimia nervosa, die Kategorie „Essattacken bei sonstigen psychischen Störungen", „Erbrechen bei sonstigen psychischen Störungen" sowie die Kategorien „sonstige Essstörungen" und „Nicht näher bezeichnete Essstörungen".

In der vierten Revision des amerikanischen Klassifikationssystems DSM-IV (APA, 1994) sind die Essstörungen erstmals in einem eigenen Kapitel eingeordnet. Neben den Störungsbildern *Anorexia nervosa (307.1)* und *Bulimia nervosa (307.51)* gibt es noch eine weitere Kategorie, die *„Nicht Näher Bezeichnete Essstörung" (307.50)*. Als ein Beispiel dieser Kategorie gilt die sogenannte *„Binge-Eating-Störung"*. Die endgültige Aufnahme dieser Störung befindet sich derzeit noch in der Diskussion, entsprechende vorläufige Forschungskriterien als Grundlage für weitere Studien sind im Anhang des DSM-IV formuliert. Die sich jeweils entsprechenden diagnostischen Kategorien des ICD-10 und DSM-IV sind in Tabelle 1 gegenübergestellt.

Tabelle 1:
Klassifikation von Essstörungen im ICD-10 und DSM-IV

ICD-10	DSM-IV
Anorexia nervosa (F50.0)	**Anorexia nervosa (307.1)**
Subtypen: – Anorexie ohne aktive Maßnahmen zur Gewichtsabnahme (F50.00) – Anorexie mit aktiven Maßnahmen zur Gewichtsabnahme (F50.01)	*Subtypen:* – Restriktiver Typus – „Binge-Eating/Purging"-Typus
Bulimia nervosa (F50.2)	
Atypische Bulimia nervosa (F50.3)	**Bulimia nervosa (307.51)**
	Subtypen: – „Purging"-Typus – „Non-Purging"-Typus
Essattacken bei sonstigen psychischen Störungen (F50.4)	–
Erbrechen bei sonstigen psychischen Störungen (F50.5)	–
Sonstige Essstörungen (F50.8)	–
Nicht Näher Bezeichnete Essstörung (F50.9)	**Nicht Näher Bezeichnete Essstörung (307.50)**

Übergewicht allein keine psychische Störung

Übergewicht ist als eigenständige Diagnose weder im ICD-10 noch im DSM-IV aufgeführt, da ein erhöhtes Körpergewicht allein nicht die Diagnose einer psychischen Störung rechtfertigt. Ist Übergewicht als Ursache einer psychischen Störung anzusehen, so ist im Rahmen des ICD-10 die psychische Störung zu benennen (z.B. F38 [andere affektive Störungen], F41.2 [Angst- und depressive Störung, gemischt] oder F48.9 [nicht näher bezeichnete neurotische Störung]) sowie zusätzlich eine Kodierung aus E66 zu klassifizieren, die den Typus des Übergewichts bezeichnet (Adipositas durch übermäßige Kalorienzufuhr [E66.0] oder Adipositas permagna [E66.8]).

Eine Essstörung, die mit Übergewicht einhergeht kann nach ICD-10 mit F54 klassifiziert werden („Psychologische Faktoren und Verhaltensfaktoren bei andernorts klassifizierten Krankheiten [Adipositas]). Die Binge-Eating-Störung würde als „Nicht näher bezeichnete Essstörung" unter F50.9 klassifiziert.

Innerhalb des DSM-IV besteht die Möglichkeit, das Übergewicht verbunden mit einer Essstörung unter DSM-IV 316.00 („Gesundheitsgefährdende (psychische) Faktoren, die einen medizinischen Krankheitsfaktor (Adipositas) beeinflussen") zu verschlüsseln.

2

1.1.1 Anorexia nervosa

Die heute aktuellen Diagnosekriterien (vgl. Tabelle 2) definieren die Anorexia nervosa in erster Linie über die Weigerung der Patientin, ein minimales normales Körpergewicht zu halten bzw. (während der Adoleszenz) zu erreichen, ausgeprägte Angst vor einer Gewichtszunahme trotz bestehenden Untergewichts, eine Wahrnehmungsstörung bezogen auf Figur und Gewicht bzw. die übermäßige Bedeutsamkeit von diesen im Selbstkonzept der Patientin sowie eine Amenorrhoe. Untergewicht wird in den ICD-10-Kriterien definiert über einen Body Mass Index (BMI = Gewicht [kg] / Größe [m²]) von kleiner oder gleich 17.5, während die DSM-Kriterien davon ausgehen, dass das Körpergewicht weniger als 85 % des gemäß Alter und Größe erwarteten Gewichts der Person entspricht. Letzteres wird in der Regel anhand der Metropolitan Life Insurance Tabellen oder der pädiatrischen Wachstumskurven ermittelt. Da die jeweiligen Werte (insbesondere bei einem Beginn der Störung in der Adoleszenz) abhängig von Alter, Größe und Geschlecht der Person schwanken, gelten sie als ungefähre Richtwerte. **Definition von Untergewicht**

Der Gewichtsverlust wird überwiegend über eine Reduktion von hochkalorischen Nahrungsmitteln bzw. der Gesamtnahrungsaufnahme erreicht. Oft entwickelt sich daraus ein streng ritualisiertes Essverhalten mit Beschränkung auf wenige „erlaubte" Nahrungsmittel und/oder Essen erst ab einer bestimmten Tageszeit (z.B. nicht vor 13 Uhr). Als weitere Maßnahmen der Gewichtsreduktion können selbstinduziertes Erbrechen, Laxantien- oder Diuretikamissbrauch sowie exzessive körperliche Aktivität hinzukommen. Der Gewichtsverlust ist begleitet von einer starken Angst vor dem Dickwerden und gegebenenfalls Leugnung des untergewichtigen Zustands. Im DSM-IV taucht schließlich erstmals der Hinweis auf, dass Figur und Körpergewicht einen übermäßigen Einfluss auf die Selbstbewertung haben müssen, also einen besonderen Stellenwert im Selbstkonzept der Person aufweisen. **Maßnahmen, Gewichtsverlust herbeizuführen** **Zusammenhang zwischen Figur, Gewicht und Selbstkonzept**

Als weiteres Kriterium wird sowohl im DSM-IV wie auch im ICD-10 das Vorhandensein einer Amenorrhoe gefordert. Diese tritt überwiegend als Folge des Gewichtsverlusts bzw. im Zusammenhang mit den damit verbundenen verringerten Hormonausschüttungen von Östrogen auf. Bei präpubertären Frauen kann die Menarche durch den Erkrankungsbeginn verzögert werden. Bei Einnahme von Kontrazeptiva kann dieses Kriteriums nicht eindeutig entschieden werden, das Vorliegen einer Amenorrhoe wird in diesem Fall aber dennoch angenommen. **Amenorrhoe**

Das DSM-IV (und ganz ähnlich auch das ICD-10) unterscheiden zwischen einem „restriktivem Typ" und einem so genannten „Binge-Eating/Purging Typ" bzw. bulimischem Typ der Anorexia nervosa in Abhängigkeit davon, ob Heißhungeranfälle oder „Purging-Verhalten" (d.h. selbstinduziertes Erbrechen oder Missbrauch von Laxantien, Diuretika und Klistieren) regel- **Subtypeneinteilung**

3

Tabelle 2:
Diagnosekriterien für Anorexia nervosa nach ICD-10 und DSM-IV

ICD-10 (F50.0)	DSM-IV (307.1)
1. Körpergewicht von mindestens 15% unter dem erwarteten oder ein BMI von 17.5 oder weniger.	A. Weigerung, das Minimum des für Alter und Körpergröße normalen Körpergewichts zu halten (z.B. der Gewichtsverlust führt dauerhaft zu einem Körpergewicht von weniger als 85% des erwarteten Gewichts; oder das Ausbleiben einer während der Wachstumsperiode zu erwartenden Gewichtszunahme führt zu einem Körpergewicht von weniger als 85% des zu erwartenden Gewichts).
2. Der Gewichtsverlust ist selbst herbeigeführt durch: – Vermeidung von hochkalorischen Speisen, – selbstinduziertes Erbrechen, – selbstinduziertes Abführen, – übertriebene körperliche Aktivität, – Gebrauch von Appetitzüglern oder Diuretika.	B. Ausgeprägte Ängste vor einer Gewichtszunahme oder davor, dick zu werden, trotz bestehenden Untergewichts.
3. Es besteht eine Körperschemastörung in Form massiver Angst, zu dick zu werden und sehr niedriger persönlicher Gewichtsschwelle.	C. Störung in der Wahrnehmung der eigenen Figur oder des Körpergewichts, übertriebener Einfluss des Körpergewichts oder der Figur auf die Selbstbewertung, oder Leugnen des Schweregrades des gegenwärtigen geringen Körpergewichts.
4. Es liegt eine endokrine Störung auf der Hypothalamus-Hypophysen-Gonaden-Achse vor, die sich in Form einer Amenorrhoe (bei Frauen) bzw. Libido- und Potenzverlust (bei Männern) manifestiert.	D. Bei postmenarchalen Frauen das Vorliegen einer Amenorrhoe, d.h. das Ausbleiben von mindestens drei aufeinander folgenden Menstruationszyklen (Amenorrhoe wird auch dann angenommen, wenn bei einer Frau die Periode nur nach Verabreichung von Hormonen, z.B. Östrogen, eintritt).
5. Die pubertäre Entwicklung ist bei Beginn der Erkrankung vor der Pubertät verzögert oder gehemmt.	
Subtypen: **Restriktive Form (F50.00)** Anorexie ohne aktive Maßnahmen zur Gewichtsabnahme (Erbrechen, Abführen etc.)	**Restriktiver Typus** Während der aktuellen Episode der Anorexia nervosa hat die Person keine regelmäßigen „Fressanfälle" gehabt oder hat kein „Purging"-Verhalten (d.h. selbstinduziertes Erbrechen oder Missbrauch von Laxantien, Diuretika oder Klistieren) gezeigt.
Bulimische Form (F50.01) Anorexie mit aktiven Maßnahmen der Gewichtsabnahme (Erbrechen, Abführen etc. in Verbindung mit Heißhungerattacken)	**„Binge-Eating/Purging"-Typus** Während der aktuellen Episode der Anorexia nervosa hat die Person regelmäßig „Fressanfälle" gehabt oder hat „Purging"-Verhalten (d.h. selbstinduziertes Erbrechen oder Missbrauch von Laxantien, Diuretika oder Klistieren) gezeigt.

mäßig auftreten. Die Diagnose einer Bulimia nervosa darf nach DSM-IV bei gleichzeitig bestehendem Untergewicht nicht mehr gestellt werden (s.u.).

1.1.2 Bulimia nervosa

Hauptmerkmale der Bulimia nervosa (vgl. Tabelle 3) sind Heißhunger- oder „Fressanfälle" sowie verschiedene unangemessene Maßnahmen der Kompensation zur Verhinderung einer Gewichtszunahme (z.B. Erbrechen, Diäten, Laxantien-, Diuretika- oder Appetitzüglerabusus). Im DSM-IV wird ein Fressanfall definiert als der Verzehr einer bestimmten Nahrungsmenge innerhalb eines bestimmten Zeitraums (z.B. zwei Stunden), wobei die Menge der gegessenen Nahrung eindeutig größer sein muss als die Menge, die die meisten Menschen innerhalb des gleichen Zeitraums und unter vergleichbaren Umständen (also z.B. auch an bestimmten Fest- oder Feiertagen) zu sich nehmen würden. Die diagnostischen Kriterien des DSM-IV fordern damit das Vorhandensein so genannter „objektiver" Heißhungeranfälle, die sich z.B. vom Naschen kleiner Nahrungsmengen oder von einem über den ganzen Tag verteilten kontinuierlichen Naschen unterscheiden. Oftmals werden im Rahmen eines Fressanfalls einige tausend Kalorien verzehrt. Bei den konsumierten Nahrungsmitteln handelt es sich überwiegend um hochkalorische, im sonstigen Alltag „gemiedene" Lebensmittel (Süßes, Fettes, Kohlehydrate), aber auch um normale Lebensmittel, die die Patientin sich aus Gründen der Restriktion nicht in normalem Maße oder regelmäßigem Umfang erlauben würde zu essen. Im Unterschied zu diesen objektiven Fressanfällen wird im Rahmen bestimmter strukturierter Interviews zur Erfassung der Essstörung (s.u.) auch nach dem Vorhandensein sog. „subjektiver" Fressanfälle gefragt. Hierunter werden wesentlich kleinere Nahrungsmengen gefasst (z.B. ein Keks, ein Stück Kuchen, ein Eis, ein Brötchen), die quasi „außer der Reihe" konsumiert wurden, damit dem Restriktionswunsch der Patientin bzw. den oftmals sehr rigiden Vorstellungen normaler Nahrungsaufnahme widersprechen und daher von den gleichen kompensatorischen Maßnahmen gefolgt sein können. Inwieweit mit der Unterscheidung zwischen objektiven und subjektiven Fressanfällen tatsächlich – wie vermutet – Unterschiede in der Psychopathologie, im Verlauf oder der Prognose einhergehen, ist derzeit noch unklar. Aus therapeutischer Sicht kann diese Unterscheidung vor allem dann zu vernachlässigen sein, wenn vergleichbare Kompensationsmechanismen (z.B. Erbrechen im Anschluss an subjektive Fressanfälle) angewandt werden und zusätzlich die anderen Kriterien der Bulimia nervosa erfüllt sind. Allerdings gibt es Hinweise darauf, dass die objektiven Heißhungeranfälle im Rahmen der Behandlung zuerst verschwinden.

Ein weiteres Kriterium im Zusammenhang mit den Fressanfällen stellt der Kontrollverlust dar. Die Betroffenen beschreiben oftmals das Gefühl, mit dem Essen nicht mehr aufhören zu können, die Art und Menge des Essens

5

Tabelle 3:
Diagnosekriterien für Bulimia nervosa nach ICD-10 und DSM-IV

ICD-10 (F50.2)	DSM-IV (307.51)
1. Eine andauernde Beschäftigung mit Essen, eine unwiderstehliche Gier nach Nahrungsmitteln und Essattacken, bei denen große Mengen Nahrung innerhalb kurzer Zeit konsumiert werden.	A. Wiederholte Episoden von „Fressanfällen" gekennzeichnet durch folgende Merkmale: (1) Verzehr einer Nahrungsmenge in einem bestimmten Zeitraum (z. B. innerhalb von 2 Stunden), wobei diese Nahrungsmenge erheblich größer ist, als die Menge, die die meisten Menschen in einem vergleichbaren Zeitraum und unter vergleichbaren Bedingungen essen würden. (2) Das Gefühl während der Episode die Kontrolle über das Essverhalten zu verlieren (z. B. das Gefühl, weder mit dem Essen aufhören zu können, noch Kontrolle über Art und Menge der Nahrung zu haben).
2. Versuch, dem dickmachenden Effekt der Nahrung durch verschiedene Verhaltensweisen entgegenzusteuern: – selbstinduziertes Erbrechen, Missbrauch von Abführmitteln, – zeitweilige Hungerperioden, – Gebrauch von Appetitzüglern, Schilddrüsenpräparaten oder Diuretika. Bei Diabetikern kann es zu einer Vernachlässigung der Insulinbehandlung kommen.	B. Wiederholte Anwendung von unangemessenen, einer Gewichtszunahme gegensteuernden Maßnahmen, wie z. B. selbstinduziertes Erbrechen, Missbrauch von Laxantien, Diuretika, Klistieren oder anderen Arzneimitteln, Fasten oder übermäßige körperliche Betätigung.
3. Krankhafte Furcht davor, dick zu werden; selbst gesetzte Gewichtsgrenze, die weit unter dem prämorbiden oder „gesunden" Gewicht liegt.	C. Die „Fressattacken" und das unangemessene Kompensationsverhalten kommen drei Monate lang im Durchschnitt mindestens zweimal pro Woche vor.
4. Häufig besteht in der Vorgeschichte eine Episode einer Anorexia nervosa.	D. Figur und Gewicht haben einen übermäßigen Einfluss auf die Selbstbewertung.
	E. Die Störung tritt nicht ausschließlich im Verlauf von Episoden einer Anorexia nervosa auf.
	„Purging"-Typus: Die Person induziert während der aktuellen Episode der Bulimia nervosa regelmäßig Erbrechen oder missbraucht Laxantien, Diuretika oder Klistiere. **„Nicht-Purging"-Typus** Die Person hat während der aktuellen Episode der Bulimia nervosa andere unangemessene, einer Gewichtszunahme gegensteuernde Maßnahmen gezeigt wie beispielsweise Fasten oder übermäßige körperliche Betätigung, hat aber nicht regelmäßig Erbrechen induziert oder Laxantien, Diuretika oder Klistiere missbraucht.

6

nicht mehr kontrollieren zu können oder ein Gefühl von Zwang oder Dissoziation. Auch dieses Kriterium wird insbesondere von einigen Autoren neben der „Objektivität" der Fressanfälle als ein wichtiges definitorisches Kriterium angesehen und im Rahmen diagnostischer Interviews explizit erfragt. Dennoch dürfte vor allem bei Patientinnen, die bereits seit längerer Zeit an einer Bulimia nervosa leiden der Begriff Kontroll*verlust* besser durch eine Verringerung oder *Beeinträchtigung* der Kontrolle über das Essen zu ersetzen sein. Patientinnen kaufen beispielsweise oft gezielt für einen nachfolgend auftretenden Fressanfall ein oder unterbrechen Fressanfälle kurzfristig durch andere Tätigkeiten, um sie anschließend wieder aufzunehmen.

Kontrollverlust und Beeinträchtigung der Kontrolle

Zur Kompensation der Fressanfälle kommen unterschiedliche Möglichkeiten in Betracht: am häufigsten wird so genanntes „Purging"-Verhalten eingesetzt, d. h. Erbrechen und/oder Laxantieneinnahme im Anschluss an die Fressanfälle. Als weitere Methoden der Kompensation dienen die Einnahme von Diuretika, Brechmitteln (im deutschen Sprachraum eher selten) oder aber die Betroffenen halten Diät, fasten oder treiben übermäßig Sport zwischen den Fressanfällen. Bei Diabetikerinnen kann die notwendige Insulineinnahme bzw. die Verringerung oder das Unterlassen der Insulineinnahme als Kompensationsmöglichkeit eingesetzt werden. Zur Diagnosestellung ist es ausreichend, wenn die Patientin regelmäßig den potenziell dickmachenden Effekten der Fressanfälle *eine* der genannten Maßnahmen der Kompensation entgegensetzt.

Möglichkeiten der Kompensation nach Fressanfällen

Um die Diagnose einer Bulimia nervosa zu stellen wird weiterhin gefordert, dass Fressanfälle und kompensatorische Maßnahmen mindestens zweimal pro Woche über einen Zeitraum von drei Monaten auftreten müssen. Ähnlich wie bei der Anorexia nervosa wird der Figur und dem Gewicht auch bei bulimischen Patientinnen eine besondere Bedeutsamkeit für die Selbstbewertung eingeräumt. Zur Abgrenzung von der Anorexia nervosa und im Unterschied zu den Kriterien des ICD-10 fordert das DSM-IV allerdings, dass die bulimische Störung nicht ausschließlich im Verlauf einer Anorexia nervosa auftreten sollte, d. h. das Vorhandensein einer bulimischen Symptomatik bei gleichzeitigem erheblichen Gewichtsverlust bzw. Untergewicht würde die Diagnose einer Anorexia nervosa „Binge Eating/Purging-Subtyp" zur Folge haben. Patientinnen mit Heißhungeranfällen und unauffälligem Gewicht („Bulimie mit Normalgewicht"), die die DSM-IV-Kriterien einer Bulimia nervosa erfüllen, werden nach der ICD-10 wegen des fehlenden Untergewichts als so genannte „atypische Bulimia nervosa" (F50.3) klassifiziert. Bei etwa 25 bis 30 % der bulimischen Patientinnen kann eine Anorexie in der Vorgeschichte diagnostiziert werden, während der umgekehrte Verlauf sehr viel seltener ist.

Das DSM-IV unterscheidet bei der Bulimia nervosa weiterhin einen „Purging Typ" mit regelmäßigem Laxantienabusus oder selbstinduziertem Erbrechen von einem „Nicht-Purging Typ". Das Auftreten von selbstinduziertem Erbrechen oder der Einsatz von Laxantien ist also für die Diagnose einer Bulimia nervosa nicht obligat.

1.1.3 Nicht Näher Bezeichnete Essstörungen – Binge-Eating-Störung

NNB-Essstörungen sind sehr heterogene Gruppe

Im DSM-IV werden unter der Kategorie der „Nicht Näher Bezeichneten Essstörungen (NNB)" diejenigen Essstörungen zusammengefasst, die nicht die vollen Kriterien einer spezifischen Störung erfüllen bzw. bei denen alle Kriterien bis auf eines erfüllt sind. NNB-Essstörungen werden besonders häufig bei Adoleszenten diagnostiziert. Es handelt sich insgesamt um eine sehr heterogene Gruppe. Beispielsweise werden Patientinnen mit subsyndromalen anorektischen Symptomen, bei denen zwar ein erheblicher Gewichtsverlust vorliegt, das Gewicht aber dennoch über 85 % des erwarteten Gewichts bzw. einem BMI von 17.5 liegt, als NNB-Essstörung klassifiziert. Ebenso können Patientinnen, deren bulimische Symptomatik seltener als zweimal pro Woche auftritt, in dieser Kategorie klassifiziert werden. Die Tatsache, dass Patientinnen dieser Kategorie nicht die vollen Kriterien einer spezifischen Essstörung erfüllen, muss allerdings keine Auswirkungen auf deren Behandlungsnotwendigkeit haben.

Ein weiteres Beispiel der unter den NNB-Essstörungen zusammengefassten Störungen stellt die Binge-Eating-Störung (BED) dar. Für diese Störung wurden explizit vorläufige Forschungskriterien formuliert (vgl. Tabelle 4). Als Binge-Eating-Störung werden danach diejenigen Syndrome klassifiziert, bei denen regelmäßige Heißhungeranfälle auftreten, ohne dass die weiteren Kriterien der Anorexia oder Bulimia nervosa erfüllt sind. Die Kriterien zur Definition der Heißhungeranfälle entsprechen den bei der Bulimia nervosa beschriebenen Kriterien, die Heißhungeranfälle müssen im Durchschnitt mindestens an zwei *Tagen* pro Woche über sechs Monate auftreten. Anstatt von umgrenzten Episoden – wie bei der Bulimia nervosa – zu sprechen, wird hier von Tagen ausgegangen, da die Fressattacken weniger umgrenzt auftreten, wenn sie nicht von kompensatorischem Verhalten gefolgt sind. Zusätzlich wird das Vorhandensein bestimmter Verhaltensweisen (z.B. schnelleres Essen als normalerweise, Essen bis zu einem unangenehmen Völlegefühl, Essen großer Mengen, ohne hungrig zu sein, allein Essen, Gefühle von Ekel, Traurigkeit oder Schuld nach dem Essen) gefordert.

Heißhungeranfälle sind bei BED zeitlich weniger umgrenzt

Der wesentliche Unterschied zur Bulimia nervosa besteht darin, dass bei der Binge-Eating-Störung keine *regelmäßigen,* einer Gewichtszunahme gegensteuernden Maßnahmen wie selbstinduziertes Erbrechen oder Laxantienabusus als Folge der Heißhungeranfälle auftreten. Einige Studien setzen „regelmäßig" mit einem Auftreten von mindestens zweimal pro Woche gleich. Infolge der selteneren oder nicht vorhandenen Kompensationsmechanismen sind die meisten Patienten mit einer Binge-Eating-Störung übergewichtig. In klinischen Stichproben behandlungssuchender Übergewichtiger erfüllen 20 bis 50 % die BED-Kriterien. Im Gegensatz zur Anorexia

Kompensationsverhalten tritt nicht regelmäßig auf

Tabelle 4:
Forschungskriterien für Binge-Eating-Störung nach DSM-IV

DSM-IV (307.50)

A. Wiederholte Episoden von „Fressattacken", gekennzeichnet durch beide der folgenden Merkmale:
(1) Essen einer Nahrungsmenge in einem abgrenzbaren Zeitraum (z. B. 2 Stunden), die definitiv größer ist als die meisten Menschen in einem ähnlichen Zeitraum unter ähnlichen Umständen essen würden.
(2) Das Gefühl des Kontrollverlustes über das Essen während der Episode (z. B. ein Gefühl, dass man mit dem Essen nicht aufhören kann bzw. nicht kontrollieren kann, was und wie viel man isst).

B. Die Episoden von „Fressanfällen" treten gemeinsam mit mindestens drei der folgenden Symptome auf:
– Wesentlich schneller essen als normal,
– Essen bis zu einem unangenehmen Völlegefühl,
– Essen großer Nahrungsmengen, wenn man sich körperlich nicht hungrig fühlt,
– Alleine essen aus Verlegenheit über die Menge, die man isst,
– Ekelgefühle gegenüber sich selbst, Deprimiertheit oder große Schuldgefühle nach dem übermäßigen Essen.

C. Es besteht deutliches Leiden wegen der „Fressanfälle".

D. Die „Fressanfälle" treten im Durchschnitt an mindestens 2 Tagen in der Woche für 6 Monate auf.

E. Die „Fressanfälle" gehen nicht mit dem regelmäßigen Einsatz von unangemessenen kompensatorischen Verhaltensweisen einher (z. B. „Purging-Verhalten", Fasten oder exzessive körperliche Betätigung) und sie treten nicht ausschließlich im Verlauf einer Anorexia nervosa oder Bulimia nervosa auf.

und Bulimia nervosa sind etwa ein Drittel der BED-Patienten Männer. Übergewichtige Patienten mit Binge-Eating-Störungen profitieren in geringerem Ausmaß von verhaltenstherapeutisch orientierten Gewichtsreduktionsprogrammen als die übrigen adipösen Patientinnen und unterscheiden sich auch in psychopathologischer Hinsicht von diesen (Marcus, 1993). Diese spezifischen Charakteristika waren ursprünglich für die Formulierung von Forschungskriterien bzw. den Vorschlag der Bildung einer eigenen (vorläufigen) diagnostischen Kategorie entscheidend.

Geringere Erfolge in Gewichtsreduktionsprogrammen

Die folgenden Ausführungen beziehen sich auf die wichtigsten Syndrome im Bereich der Essstörungen, die Krankheitsbilder Anorexia und Bulimia nervosa.

1.2 Epidemiologische Daten

Die Aufnahme der Diagnose Bulimia nervosa in das DSM-III (American Psychiatric Association [APA], 1980) und die Formulierung der Störung als ein von der Anorexia nervosa unabhängiges Krankheitsbild führte zu einer Vielzahl epidemiologischer Studien mit zunächst sehr hohen Prävalenzen anorektischer und bulimischer Verhaltensweisen auch in nicht-klinischen Stichproben. Wenngleich diese Zahlen im Rahmen neuerer epidemiologischer Studien etwas nach unten korrigiert werden mussten, so sind Symptome gestörten Essverhaltens wie z. B. Unzufriedenheit mit Figur und Gewicht, gezügeltes Essverhalten, das Durchführen von Diäten, aber auch Heißhungeranfälle, Erbrechen und Laxantieneinnahme in der Normalbevölkerung relativ weit verbreitete Phänomene. Besonders häufig findet man sie bei jungen Frauen in der Adoleszenz bzw. in College-Stichproben. Mindestens zwei Drittel dieser jungen Frauen führen Maßnahmen zur Gewichtsregulation durch oder halten chronisch Diät, über 20 % berichten, gelegentlich (einmal im Monat bis einmal pro Woche) an Heißhungeranfällen zu leiden.

Symptome gestörten Essverhaltens sind häufig

Obgleich Symptome gestörten Essverhaltens vor allem in einer bestimmten Altersgruppe schon fast normativen Charakter haben, sind die Häufigkeiten der *vollständigen* klinischen Syndrome sehr viel seltener. Neben den unterschiedlichen Definitionen bzw. zu Grunde gelegten Diagnosekriterien und diagnostischen Erfassungsmethoden sind Untersuchungen zur Inzidenz und Prävalenz von Essstörungen durch eine Reihe anderer methodischer Probleme behaftet. Die Erhebungsmethoden (z. B. über psychiatrische Fallregister, Dokumentation in medizinischen Krankenakten, Erfassung durch Allgemeinärzte) variieren beträchtlich und damit gleichzeitig auch die untersuchten Populationen. Einer neueren Übersichtsarbeit zufolge variiert die Inzidenz der Anorexia nervosa von 0.1 in einer frühen Studie aus Schweden bis 8.1 bzw. 8.3 in methodisch sehr aufwändigen Studien aus Holland bzw. den USA, jeweils bezogen auf 100.000 Einwohner (van Hoeken, Seidell & Hoek, in press). Entsprechend schwanken auch die Prävalenzraten der Anorexia nervosa bei jungen Frauen im Alter von 14 bis 20 Jahren zwischen 0.2 und 0.8 %, wenn ein zweistufiges Vorgehen (Screening gefolgt von klinischem Interview zur Diagnosesicherung der Risikofälle) zu Grunde gelegt wird.

Vollständige Syndrome von Essstörungen sind selten

Zur Inzidenz der Bulimia nervosa liegen auf Grund der Neuartigkeit der Störung deutlich weniger Studien vor. Zusammenfassend liegt die Inzidenz bei etwa 12 pro 100.000 Einwohner, in der Gruppe mit dem höchsten Risiko (20- bis 24-Jährige) lag sie bei 82 pro 100.000. Frühere Studien unter Verwendung von Selbsteinschätzungsskalen fanden Prävalenzraten zwischen 2 und 4 %. Im Gegensatz dazu liegen die Raten im Rahmen der neueren Studien unter Verwendung verbesserter diagnostischer Methoden bei 1 bis 1.9 % (Fairburn & Beglin, 1990). Sowohl für die Anorexia wie auch die Bulimia nervosa beträgt das Verhältnis von Frauen zu Männern etwa 11 : 1.

Die erhebliche Varianz der epidemiologischen Daten und der eingesetzten Erfassungsmethoden erschwert die Beantwortung der Frage, ob die Inzidenz dieser Erkrankungen in den letzten Jahrzehnten gestiegen ist. Obgleich es insgesamt keine eindeutigen Hinweise für eine Zunahme von Essstörungen gibt, gibt es bei der Anorexia nervosa Anzeichen für einen Anstieg im Altersbereich zwischen 10 bis 14 bzw. 15 bis 25 Jahren. Für die Bulimia nervosa ist die Zahl der vorliegenden Studien noch sehr klein, aus diesen deutet sich ein leichter Anstieg der Störung im Verlauf der letzten beiden Jahrzehnte an.

Zunahme von Essstörungen ungewiss

Diese Zahlen sind niedriger als die entsprechenden Daten einiger anderer psychischer Störungen; so beträgt die 6-Monats-Prävalenz für Angststörungen etwa 8 bis 9%, für affektive Störungen 5 bis 7% (Wittchen, 1993; Wittchen et al., 1992). Allerdings ist davon auszugehen, dass die Prävalenz von Symptomen gestörten Essverhaltens bzw. von subklinischen Essstörungen in bestimmten Risikopopulationen mit besonders hohem Druck in Richtung einer schlanken Figur oder ein bestimmtes Gewichts deutlich höher ausfällt. Typische Risikogruppen sind beispielsweise Balletttänzerinnen, Modells, Jockeys, Ringer und Leistungssportler im Allgemeinen.

Essstörungen beginnen typischerweise in der Adoleszenz bzw. im frühen Erwachsenenalter, der überwiegende Anteil der Störungen wird vor dem Alter von 25 Jahren diagnostiziert (Woodside & Garfinkel, 1992). Pubertät und Adoleszenz mit den dazugehörigen Veränderungen im Körperaufbau und Gewicht stellen besondere Risikoperioden für die Entstehung der Störungen dar. Der Erkrankungsgipfel für Bulimia nervosa liegt bei 18 bis 19 Jahren, bei der Anorexia nervosa 2 bis 3 Jahre früher, obgleich auch zweigipflige Verteilungen mit Häufungen im Alter von 14,5 und 18 Jahren berichtet wurden (Fombonne, 1995).

Alter bei Beginn von Essstörungen

In der Vergangenheit galten Essstörungen primär als typische Probleme von Frauen mit weißer Hautfarbe. Neuere Studien weisen allerdings auf ein etwas komplexeres Muster hin. In den USA wurden für Angehörige spanischer Minderheiten vergleichbare Raten von Essstörungen wie für weiße Amerikanerinnen gefunden, „native Americans" wiesen höhere Raten und Farbige sowie Asiaten niedrigere Raten auf. Im Gegensatz dazu hatten farbige Afrikanerinnen in Südamerika höhere Raten an Essstörungssymptomen als weiße Frauen. In den USA wurden bei Afrikanerinnen zwar niedrigere Raten an körperlicher Unzufriedenheit und von Beschäftigung mit Figur und Gewicht gefunden, allerdings vergleichbare bzw. erhöhte Häufigkeiten von Heißhungeranfällen. Weiterhin bestehen innerhalb der verschiedenen ethnischen Gruppen Unterschiede in Abhängigkeit vom Ausmaß der Akkulturation bzw. Industrialisierung. Generell ist eine deutliche Zunahme aber auch in nicht-englischsprachigen Ländern mit zunehmender Industrialisierung bzw. westlicher Orientierung zu beobachten. Hierzu gehören beispielsweise Argentinien, Spanien, Japan und China. Zusätzlich wurden auch innerhalb von China in städtischen, hoch industrialisierten Gebieten höhere Raten an Essstörungen gefunden.

Essstörungen bei verschiedenen ethnischen Gruppen

Zunahme in Verbindung mit Industrialisierung

11

1.3 Verlauf und Prognose

Zum langfristigen Verlauf der Störungsbilder Anorexia und Bulimia nervosa liegen inzwischen eine große Zahl von Studien vor. Allerdings ist die Beurteilung des langfristigen Verlaufs durch eine Fülle methodischer Aspekte beeinträchtigt: die Stichprobenauswahl (z.B. klinische vs. Allgemeinbevölkerungsstichproben) variiert erheblich, ebenso die zu Grunde gelegten Diagnosekriterien (viele Studien wurden z.B. bereits vor Einführung des DSM durchgeführt), Behandlungseffekte werden in der Regel nicht kontrolliert, die Follow-up-Zeiträume schwanken zwischen einem und 20 Jahren. Schließlich sind Kriterien für „Outcome" ebenfalls sehr unterschiedlich, z.B. unterscheiden sich die jeweiligen Outcome-Kriterien erheblich in den Ausmaß, in dem die jeweils spezifische Symptomatik (z.B. Gewicht, Menstruation, Erbrechen) und das globale psychosoziale Funktionsniveau in die Beurteilung des langfristigen Verlaufs eingeht. Dadurch wird eine Generalisierbarkeit der Ergebnisse über einzelne Studien hinweg schwierig.

Auf dem Hintergrund dieser Einschränkungen kann man bei der Anorexia nervosa global davon ausgehen, dass mittelfristig (5 bis 6 Jahre nach Behandlungsende) etwa die Hälfte der Patientinnen nicht mehr die diagnostischen Kriterien einer Anorexia nervosa erfüllt und 33 bis 55% einen positiven Gesamtverlauf nehmen, bis zu 40% erfüllen nach wie vor die vollen Kriterien einer Anorexia nervosa oder einer anderen Essstörung (Bulimia nervosa oder Essstörung NNB; Pike, 1998; vgl. Tabelle 5). Allerdings ist der Anteil anorektischer Patientinnen, die eine Bulimia nervosa im langfristigen Verlauf entwickeln eher gering (5 bis 10%). Entsprechend gelten 10 bis 35% der Patientinnen als teilweise remittiert bzw. nehmen einen mäßig guten langfristigen Verlauf. Zwischen 5 und 16% der Patientinnen sterben im Verlauf der Erkrankung an Folgen der Anorexie bzw. an Suizid. Bei vielen Patientinnen bleiben aber auch bei gutem Verlauf bestimmte psy-

Tabelle 5:
Anorexia nervosa: Outcome und Prognose

Outcome:

– 33 bis 55% vollständig remittiert bzw. gut, bei Adoleszenten bis ca. 70%
– 10 bis 38% teilweise remittiert bzw. mittlerer Outcome
– 10 bis 50% schlecht, 10 bis 38% leiden weiterhin an AN, BN, EDNOS
– 1.4 bis 16% verstorben

Prädiktoren für negativen Outcome:

– Niedriger BMI zu Behandlungsbeginn und bei Entlassung
– Später Beginn (> 20 Jahre)
– Längere Krankheitsdauer
– Komorbide psychische Störungen bzw. höheres Ausmaß sozialer und psychologischer Probleme (z.B. Perfektionismus)
– Heißhungeranfälle und Erbrechen
– Körperliche Folgeschäden

chopathologische Symptome (erhöhte Zwanghaftigkeit, depressive Verstimmung, soziale Ängste) weiterhin bestehen. Der langfristige Verlauf adoleszenter Anorexie-Patientinnen ist günstiger: von den in jugendlichem Alter erkrankten Patientinnen erfüllen langfristig ca. 70 bis 75 % nicht mehr die Kriterien einer Anorexia nervosa.

Langfristiger Verlauf adoleszenter AN-Patientinnen günstiger

Als prognostisch *un*günstige Merkmale gelten allgemein das Vorliegen von Heißhungeranfällen und Erbrechen, erhöhte psychiatrische Komorbidität bzw. ein höheres Ausmaß sozialer und psychologischer Probleme, ein niedrigerer BMI zu Behandlungsbeginn aber auch bei Entlassung, später Krankheitsbeginn, längere Krankheitsdauer sowie das Vorliegen von körperlichen Folgeschäden.

Der langfristige Verlauf der Bulimia nervosa ist insgesamt deutlich günstiger (vgl. Tabelle 6): Zwischen 50 und 75 % der Patientinnen remittieren langfristig vollständig bzw. erfüllen nicht mehr die Kriterien einer Essstörung, ca. 30 % sind teilweise remittiert bzw. nehmen einen mäßig guten Verlauf und 20 bis 30 % erfüllen noch die Kriterien einer Essstörung. Die Ergebnisse sind schlechter, wenn es sich um nicht-klinische Allgemeinbevölkerungsstichproben handelt. Hier leiden immerhin 50 bis 66 % nach fünf Jahren immer noch an irgendeiner Essstörung.

Verlauf der BN ist günstiger als bei AN

Tabelle 6:
Bulimia nervosa: Outcome und Prognose

Outcome:
– 20 bis 60 % haben noch irgendeine Essstörung
– 50 bis 74 % vollständig remittiert, keine Essstörung
– 1 % verstorben
Prädiktoren für negativen Outcome:
– Höhere Frequenz von Erbrechen zu Behandlungsbeginn
– Reduktion des Erbrechens um weniger als 70 % während der ersten 6 Sitzungen
– Impulsivität, Substanzmissbrauch

Die Beurteilung von prognostischen Merkmalen des kurz- und langfristigen Verlaufs ist bei der Bulimia nervosa sehr viel schwieriger. Einerseits wurden nur wenige Prädiktoren gefunden, andererseits sind die Befunde oftmals widersprüchlich. Als kurzfristige (prä-post)-Prädiktoren für den Behandlungserfolg gelten z. B. eine deutliche Symptomreduktion innerhalb der ersten acht Therapiesitzungen, eine geringere Schwere der Symptomatik und eine weniger ausgeprägte Depressivität zu Behandlungsbeginn. Prognostisch ungünstige Merkmale des langfristigen Verlaufs sind eine Vorgeschichte von Substanzmissbrauch und erhöhte Impulsivität. Während einige Studien auch eine längere Erkrankungsdauer bzw. die Chronifizierung der Störung als negativen Prädiktor bestätigen konnten, sind die Befunde hierzu keineswegs einheitlich.

13

1.4 Differenzialdiagnose

Die Differenzialdiagnose der bei Anorexia und Bulimia nervosa typischen Leitsymptome Gewichtsverlust, Erbrechen und Veränderungen von Essverhalten und Appetit erfordert die Beachtung verschiedener somatischer und psychischer Erkrankungen. Die ärztliche Untersuchung und medizinische Diagnostik der Patientinnen soll in diesem Zusammenhang nicht nur somatische Erkrankungen differenzialdiagnostisch ausschließen. Ihr Ergebnis soll auch die Frage beantworten, ob bei vorliegender Anorexia oder Bulimia nervosa die physische Situation ausreichend stabil für eine Psychotherapie ist, oder ob – beispielsweise wegen Elektrolytstörungen oder anderer körperlicher Komplikationen der Essstörung – zunächst eine internistische Behandlung Vorrang hat.

Medizinische Diagnostik bei Anorexia und Bulimia nervosa*
– Medizinische Anamnese (einschließlich Ernährungsgewohnheiten, Erbrechen, Durchfall, Bauchschmerzen) – Körperliche Untersuchung, Blutdruck, Pulsfrequenz – Labordiagnostik (Routinelaborwerte einschließlich Schilddrüsenparameter und Test auf okkultes Blut im Stuhl) – Ultraschall Abdomen – ggf. EKG – ggf. Röntgenübersicht des Thorax – ggf. Gastroskopie – ggf. CCT oder NMR von Schädel und Gehirn
* Bei entsprechenden anamnestischen Hinweisen oder pathologischen Befunden sind weitere Untersuchungen erforderlich.

Einzelne Symptome psychogener Essstörungen können auch bei anderen psychischen Erkrankungen auftreten. Zum Ausschluss dieser psychischen Störungen, die differenzialdiagnostisch in Betracht gezogen werden müssen, ist eine umfassende psychopathologische Befunderhebung erforderlich. Bei ausreichender klinischer Erfahrung bereitet die Diagnose der Anorexia und Bulimia nervosa wegen der typischen Symptomatik allerdings kaum Schwierigkeiten. Die Kombination aus dem Wunsch abzunehmen und einer übermäßig von Figur und Gewicht abhängigen Selbstbewertung der Patientinnen ist sehr spezifisch für diese Essstörungen. Bei den meisten anderen psychischen und körperlichen Erkrankungen berichten Patienten in aller Regel, sie wollten durchaus essen, könnten jedoch nicht. Es handelt sich in diesen Fällen eher um einen ungewollten Gewichtsverlust, und auf Nachfrage werden hierfür andere Gründen angegeben: so etwa Übelkeit oder Schmerzen (bei körperlichen Erkrankungen), Appetitlosigkeit (bei Depressionen oder Anpassungsstörungen) oder andere Befürchtungen (bei

Kombination aus Wunsch abzunehmen und übermäßige Bedeutsamkeit von Figur und Gewicht für die Selbstbewertung ist spezifisches Merkmal

14

Zwangsstörungen, Ängsten oder Psychosen). Die unrealistische Angst, zu dick zu werden, findet sich allenfalls (selten) bei körperdysmorphen Störungen, sie ist sehr spezifisch für die Anorexia und Bulimia nervosa.

Somatische Differenzialdiagnosen bei Anorexia und Bulimia nervosa

- Malabsorptionssyndrome (z. B. Sprue, chronische Pankreatitis, Colitis ulcerosa, Morbus Crohn)
- Anämie
- Hypercalciämie (z. B. Hyperparathyreodismus, Tumorerkrankungen, Sarkoidose)
- Schilddrüsenfunktionsstörungen
- Diabetes mellitus
- Cushing-Syndrom
- Urämie
- Nebennierenrindeninsuffizienz (Morbus Addison)
- Hypophysenvorderlappeninsuffizienz (Morbus Simmonds)
- Schwere Herzinsuffizienz
- Dysphagie und andere Erkrankungen im Hals-Nasen-Ohren-Bereich
- Stenosen im Gastrointestinalbereich
- Tumorerkrankungen
- Intracranielle Raumforderungen
- Gastritis, Ulcus ventruculi oder Ulcus duodeni
- Lebererkrankungen (z. B. Hepatitis)
- Bauchspeicheldrüsen- und Gallenwegserkrankungen
- Chronische Infektionen (z. B. Tuberkulose, HIV, Endokarditis)
- Darmparasiten
- Unerwünschte Wirkungen von Medikamenten oder Drogen

Psychische Differenzialdiagnosen bei Anorexia und Bulimia nervosa

- Anorektische Reaktionen oder psychogenes Erbrechen im Rahmen von Belastungs- und Anpassungsstörungen
- Somatoforme Störungen
- Dissoziative Störungen
- Borderline-Persönlichkeitsstörungen
- Zwangsstörungen
- Depressive Syndrome im Rahmen anderer Erkrankungen (z. B. depressive Episode)
- Schizophrene Psychosen oder andere wahnhafte Störungen

1.5 Komorbidität

Die Rolle komorbider Störungen bzw. der Betrachtung psychopathologischer Auffälligkeiten, die über die essstörungsspezifische Psychopathologie hinausgehen, ist unter unterschiedlichen Gesichtspunkten von Interesse: (1) Komorbide Störungen können dazu dienen, Hypothesen über die Ätiologie der Essstörung zu entwickeln. Einerseits können unterschiedliche komorbide Störungen eine gemeinsame Ätiologie aufweisen, die Risikofaktoren können teilweise oder vollständig gemeinsam sein. Andererseits können ihnen eine unterschiedliche Ätiologie bzw. voneinander unabhängige Risikofaktoren zu Grunde liegen. (2) Das Vorhandensein einer Störung kann die Wahrscheinlichkeit für das Auftreten anderer Störungen erhöhen (z. B. könnte chronisches Diäthalten die Wahrscheinlichkeit für affektive Störungen erhöhen). (3) Die komorbide Störung kann das klinische Bild der Essstörung unmittelbar oder nach Remission der Essstörung verändern. (4) Das Vorhandensein komorbider Störungen kann Auswirkungen auf den kurz- und langfristigen Verlauf und die Prognose der Störung haben (s.o.). Daraus kann sich die Notwendigkeit der Entwicklung differenzieller Behandlungskonzepte ergeben.

Die häufigsten komorbiden Störungen, die sowohl bei der Anorexia wie auch der Bulimia nervosa im Vergleich zur Normalbevölkerung erhöht sind, sind affektive Störungen, Angststörungen (Sozialphobie, Zwangsstörungen und kindliche Angststörungen), Substanzmissbrauch und -abhängigkeit und bestimmte Persönlichkeitsstörungen (Wonderlich, Brewerton, Jocic, Dansky & Abbott, 1997; de Zwaan, 2000). Inwieweit die in klinischen Stichproben gefundenen Häufungen komorbider Störungen auch für Stichproben Essgestörter zutreffen, die keine Behandlung ersuchen, ist derzeit noch schwer einschätzbar.

Der Anteil depressiver Störungen (Major Depression und Dysthymie) liegt bei beiden Essstörungen zwischen 50 und 75 %, allerdings ist die Reihenfolge des Auftretens uneinheitlich. Bei einem Drittel der Patientinnen beginnt die depressive Störung vor der Essstörung, bei einem Drittel nach der Essstörung und bei einem Drittel etwa gleichzeitig.

Zwangsstörungen und zwanghafte Persönlichkeitsstörungen findet man bei der Anorexia relativ häufig (bis zu 25 %), aber auch bei der Bulimia nervosa. Zwanghafte Persönlichkeitsmerkmale werden aber oftmals auch noch nach der Remission und Gewichtsnormalisierung der Anorexie beobachtet. Andere Angststörungen wie z. B. soziale Phobie treten in ähnlicher Weise bei beiden Essstörungen auf, besonders gehäuft (30 %) bei der Bulimia nervosa. In der Regel geht die soziale Phobie der Bulimie voraus. Substanzmissbrauch oder -abhängigkeit wird bei 30 bis 37 % der bulimischen Patientinnen überwiegend in der Folge der Essstörung beobachtet. Die Wahr-

Zusammenhänge zwischen Essstörungen und komorbiden Störungen sind komplex

Komorbide Störungen sind häufig

Depressive Störungen können vor, während und als Folge von Essstörungen auftreten

Zwanghafte Merkmale oft auch nach Remission der AN

16

scheinlichkeit des Auftretens ist bei bulimischen Patientinnen erheblich höher als bei anorektischen, eine neuere Studie fand eine fast 7fache Erhöhung der Auftretenswahrscheinlichkeit.

Substanzmiss- brauch oder -abhängigkeit häufiger bei BN

Die Häufigkeiten für komorbide Persönlichkeitsstörungen variieren von 42 bis 75 %. Trotz deutlicher Variabilität scheinen Cluster B-(= antisoziale, Borderline-, histrionische und narzistische)- und Cluster C-(= vermeidend-selbstunsichere, dependente, zwanghafte)-Persönlichkeitsstörungen besonders häufig vorzukommen. Bei den restriktiven anorektischen Patienten dominieren die zwanghaften und vermeidenden Persönlichkeitsstörungen des Cluster C. Persönlichkeitsstörungen des Cluster B scheinen deutlich häufiger bei der bulimischen Form der Anorexie und bei Bulimia nervosa vorzukommen, während Cluster C-Persönlichkeitsstörungen sich auf beide anorektische Gruppen und vor allem Patienten mit einer Bulimia nervosa verteilen. Neben den Persönlichkeitsstörungen weist ein Großteil der anorektischen Patienten ausgeprägte Persönlichkeitszüge im Sinne von erhöhter Zwanghaftigkeit, Abhängigkeit, Rigidität, Kontrolle über Impulse, Perfektionismus und Angepasstheit auf. Es ist davon auszugehen, dass die Verhaltensweisen bzw. Einstellungen zum Teil auch durch das Untergewicht mit bedingt sind, andererseits bestehen sie bei einem Teil der Patienten auch bereits vor Beginn der Essstörung oder über die Phase der akuten Abmagerung hinaus.

Häufige komorbide Störungen bei Anorexia und Bulimia nervosa

Affektive Störungen: Major Depression und Dysthymie bei beiden Störungen relativ häufig

Angststörungen: Zwangsstörungen, zwanghafte Persönlichkeitsstörungen, häufiger bei AN, Soziale Phobie häufiger bei BN

Substanzmissbrauch und -abhängigkeit: Häufiger bei BN

Persönlichkeitsstörungen: Cluster B (häufiger bei bulimischen Formen von AN & BN) und Cluster C (bei beiden Störungen)

1.6 Diagnostische Verfahren und Dokumentationshilfen

Zur Erfassung der spezifischen Aspekte des gestörten Essverhaltens existieren verschiedene standardisierte Fragebögen, halbstrukturierte Interviews und andere diagnostische Maßnahmen.

Strukturierte Interviews

Das Strukturierte Klinische Interview für DSM-IV (SKID; Wittchen, Wunderlich, Gruschwitz & Zaudig, 1997) und das Diagnostische Interview für

Psychische Störungen (DIPS; Margraf et al., 1991) können unter den strukturierten Interviews als Standardverfahren für alle wichtigen psychischen Störungen angesehen werden. Zur Diagnostik von Essstörungen können prinzipiell die jeweiligen Sektionen (SKID: Sektion H) verwendet werden. Das SKID ermöglicht auch die Klassifikation einer Binge-Eating-Störung (Störung mit Essanfällen). Allerdings sind beide Interviews hinsichtlich der Erfassung der spezifischen psychopathologischen Merkmale essgestörter Patientinnen nicht annähernd so genau wie die essstörungsspezifischen strukturierten Interviews. Von diesen gilt insbesondere im englischsprachigen Raum das „Eating Disorder Examination" (EDE; Cooper & Fairburn, 1987) als Standardinstrument zur Diagnostik von Essstörungen. Im Unterschied zu anderen strukturierten Interviews (s.u.) konzentriert sich das EDE ausschließlich und sehr detailliert auf die spezifische Psychopathologie von Essstörungen. Eine deutschsprachige Version des Interviews liegt mittlerweile vor (Ohms, 2000). Anhand dieser Version kann eine Diagnosestellung nach DSM-IV und ICD-10 für die Diagnosen Anorexia und Bulimia nervosa sowie die Forschungskriterien für die Binge-Eating-Störung vorgenommen werden. Die vier Subskalen mit insgesamt 22 Items lauten „Restraint Scale", „Eating Concern Scale", „Weight Concern Scale" und „Shape Concern Scale". Die Anwendung des EDE setzt neben der genauen Kenntnis der DSM-IV-Kriterien auch ein spezifisches Training voraus.

EDE erfasst spezifische Psychopathologie am besten

Neben dem EDE liegt als Interview speziell für den deutschen Sprachraum das „Strukturierte Interview für Anorexia und Bulimia nervosa (SIAB; Fichter & Quadflieg, 1999) vor. Es besteht aus einem Experteninterview (SIAB-EX) und einer Selbsteinschätzungsskala (SIAB-S) mit je 87 Fragen. Anhand des SIAB-EX können sowohl aktuelle wie auch frühere Diagnosen einer Anorexia nervosa, Bulimia nervosa sowie Nicht Näher Bezeichneten Essstörung (nach ICD-10 und DSM-IV) erfasst werden. Zusätzlich werden neben den essstörungsspezifischen Merkmalen auch allgemeine psychopathologische Merkmale wie z.B. depressive Verstimmung, Ängste, Zwangsgedanken oder autoaggressive Verhaltensweisen erhoben. Das Interview liegt auch in englischer, spanischer und italienischer Übersetzung vor.

Obgleich sowohl das EDE wie auch das SIAB in der praktischen Durchführung relativ zeitaufwändig sind, können sie dennoch zur Erfassung von Veränderungen im bzw. Vorhersagen des Therapieverlaufs im Einzelfall Hinweise geben.

Selbstbeurteilungsbögen

Während im englischsprachigen Raum eine Vielzahl von Instrumenten zur Erfassung unterschiedlicher Aspekte der *essstörungsspezifischen Psychopathologie* vorliegen, ist die Zahl validierter deutschsprachiger Instrumente relativ gering: Dazu gehören das *Eating Disorder Inventory-2* (EDI bzw. EDI-2; Garner et al., 1983; die deutsche validierte Version von Thiel et al., 1997), der *Eating Attitudes Test* (EAT; Garner & Garfinkel, 1979), der *„Fragebogen zum Essverhalten" (FEV*; Pudel & Westenhöfer, 1989; die deutsche Version des „Three-factor Eating Questionnaire" von Stunkard & Messick, 1985) und das Anorexia-nervosa-Inventar zur Selbstbeurteilung (*ANIS*; Fichter & Keeser, 1980) (siehe auch Tabelle 7). Das EDI-2 und der FEV dürften in Deutschland zu den gebräuchlisten Instrumenten gehören.

Das *EDI* umfasst verschiedene, für Patientinnen mit Anorexia und Bulimia nervosa spezifische psychologische Charakteristika; die einzelnen Skalen

Tabelle 7:
Diagnostische Instrumente

Diagnostik von Essstörungen nach DSM-IV oder ICD-10		
	Titel	**Art**
SKID	Strukturiertes Klinisches Interview für DSM-IV	Strukturiertes Interview
DIPS	Diagnostisches Interview für Psychische Störungen	Strukturiertes Interview
EDE	Eating Disorder Examination	Strukturiertes Interview
SIAB	Strukturiertes Interview für Anorexia und Bulimia nervosa	Zwei Teile: Experteninterview und Selbsteinschätzungsskala
Essstörungsspezifische Symptomatik/Screening-Instrumente		
EDI/ EDI-2	Eating Disorder Inventory	Selbstbeurteilungsbogen
EAT	Eating Attitudes Test	Selbstbeurteilungsbogen Diagnostisches Screening-Instrument für Anorexia nervosa
FEV	Fragebogen zum Essverhalten	Selbstbeurteilungsbogen
ANIS	Anorexia-nervosa-Inventar	Selbstbeurteilungsbogen Prognostisches Screening-Instrument für Risikogruppen
WCS	Weight Concerns Skala	Diagnostisches Screening-Instrument für Anorexia nervosa und Bulimia nervosa
Allgemeine Psychopathologie		
BDI	Beck Depressions-Inventar	Selbstbeurteilungsbogen
HAMD	Hamilton Depression Scale	Selbstbeurteilungsbogen
SCL-90-R	Symptom-Checkliste-90-R	Selbstbeurteilungsbogen
U	Unsicherheitsfragebogen	Selbstbeurteilungsbogen
SPAI	Fragebogen zur sozialen Angst	Selbstbeurteilungsbogen
FBeK	Fragebogen zur Beurteilung des eigenen Körpers	Selbstbeurteilungsbogen

lauten „Streben nach Dünnsein", „Bulimie", „Körperliche Unzufrieden-heit", „Ineffektivität", „Perfektionismus", „Zwischenmenschliches Miss-trauen", „Interozeption" und „Angst vor dem Erwachsenwerden". Der *EAT* dient als Maß gestörten Essverhaltens und übermäßiger Beschäftigung mit Essen, Figur und Gewicht und war ursprünglich als Screening-Instrument für Risikogruppen bzw. zur Feststellung von auffälligem Essverhalten kon-struiert worden. Das *ANIS* wurde zur Erfassung anorektischer Verhaltens-weisen und Einstellungen entwickelt und besteht aus den Skalen „Figurbe-wusstsein", „Überforderung", „Anankasmus", „Negative Auswirkungen des Essens", „Sexuelle Ängste" und „Bulimie". Der *FEV* erlaubt die Erfassung von drei grundlegenden psychologischen Dispositionen menschlichen Ess-verhaltens: (1) kognitive Kontrolle des Essverhaltens (gezügeltes Essen), (2) Störbarkeit und Labilität des Essverhaltens bei Enthemmung durch si-tuative Faktoren und (3) Hungergefühle und deren Verhaltenskorrelate. Ihm zu Grunde liegt das Konzept des „restrained eating" (Herman & Polivy, 1975), das eine wesentliche Voraussetzung für gestörtes (anorektisches und bulimisches) Essverhalten darstellen kann.

Screening-Instrumente Im englischsprachigen Raum existiert eine Fülle von Skalen, die zu *Scree-ning*-Zwecken für Essstörungen eingesetzt wurden. Die Mehrzahl davon erfüllt die Kriterien eines *diagnostischen Screening-Intruments*, d.h. ver-sucht bereits vorhandene Störungen (AN, BN, BED bzw. Essstörungen generell) zu identifizieren. Leider liegen nur für wenige Instrumente mit befriedigenden Testgütekriterien (z.B. Sensitivität und Spezifität) deutsch-sprachige Validierungen vor. Für Anorexia nervosa zeigte der EAT gute Sen-sitivität und Spezifität. Für Anorexia und Bulimia nervosa zeigte eine deutsch-sprachige Validierung der „Weight Concerns Scale" sehr gute Sensitivität und Spezifität (Grund, 2003), während für Binge-Eating-Störungen im deut-schen Sprachraum keine validierten Instrumente vorliegen. Dieses Instrument ist auf Grund seiner geringen Itemzahl (5) auch sehr ökonomisch. Als *prog-nostisches Screening-Instrument*, d.h. zur Identifikation von Risikogruppen (Frauen ohne voll ausgeprägte Essstörung aber mit hohem Risiko, eine Ess-störung in der Zukunft zu entwickeln) kann das ANIS verwendet werden.

Zur Erfassung der *nicht-essstörungsspezifischen Psychopathologie* können verschiedene, auch bei anderen psychischen Störungen verwendete Instru-mente eingesetzt werden. Hierzu zählen z.B. das *Beck Depression Inventory* (BDI; Beck, Rush, Shaw & Emery, 1986, dt. Version: Hautzinger et al., 1995) und die *Hamilton Depression Scale* (HAMD; Hamilton, 1960, dt. Version in CIPS, 1996) zur Erfassung der depressiven Symptomatik, die *Symptom-Checkliste-90-R* zur Erfassung der allgemeinen psychopathologischen Be-lastung (SCL-90-R bzw. Kurzform BSI; Franke, 1995); darüber hinaus der *Unsicherheitsfragebogen* (Ullrich & Ullrich, 1977) zur Einschätzung der so-zialen Kompetenz bzw. der *Fragebogen zur sozialen Angst* (SPAI; Fydrich & Renneberg, 1997) sowie der *Fragebogen zur Beurteilung des eigenen Kör-pers* (FBeK; Strauß & Appelt, 1983, Strauß & Richter-Appelt, 1996).

2 Störungstheorien und Modelle

Von den klassischen Störungsmodellen (z. B. kognitiv-behavioral, psychodynamisch, biologisch) kann derzeit keines die Entstehung einer Essstörung überzeugend vorhersagen. Entsprechend findet sich – wie auch bei anderen psychischen Störungen – in Lehrbüchern häufig der Hinweis auf die multifaktorielle Bedingtheit von Essstörungen („biopsychosoziales Modell"). Im Rahmen dieser Modelle ist allerdings der Grad der empirischen Absicherung für die verschiedenen Faktoren sehr unterschiedlich. Während die Rolle mancher Faktoren gut gestützt ist, muss der Stellenwert anderer als hypothetisch bis spekulativ angesehen werden. Oftmals bleibt außerdem die Frage des zeitlichen Auftretens der Faktoren im Verhältnis zum Beginn der Essstörung unberücksichtigt. Damit muss davon ausgegangen werden, dass eine Vielzahl der postulierten Risiko- oder Ätiologiefaktoren eher Korrelate oder Folgen der Essstörung sind. Eine sorgfältige Trennung von Faktoren, deren Vorliegen im Vorfeld der Störung als gesichert gelten kann, und solchen, die Begleiterscheinung oder Folge der Störung sind, ist daher sinnvoll und wünschenswert.

Klassische Störungsmodelle der Entstehung von Essstörungen nicht ausreichend empirisch gestützt

Viele potenzielle Risiko- und Ätiologiefaktoren sind Korrelate

Unabhängig davon können aber manche Modelle dennoch für den klinischen Alltag hilfreich sein. Die kognitiv-behavioralen Modelle, die stärker aus dem klinisch-therapeutischen Zusammenhang entwickelt worden sind, können beispielsweise dazu dienen, der Patientin ein überschaubares und plausibles Störungsmodell zu vermitteln, woraus dann entsprechende Strategien für die Behandlung abgeleitet werden können. Hierbei stehen in der Regel die aufrechterhaltenden Mechanismen der Störung stärker im Vordergrund.

Nutzen von Störungsmodellen für den klinischen Alltag

Im Folgenden wollen wir daher einen aktuellen Überblick über *Risikofaktoren* bei Essstörungen geben. Wir orientieren uns hierbei an einer vor einiger Zeit veröffentlichten Typologie zu Risikofaktoren sowie den dazugehörigen Definitionen und methodischen Empfehlungen (vgl. Kraemer, Kazdin, Offord, Kessler, Jensen & Kupfer, 1997). Entsprechend dieser Typologie muss für einen Risikofaktor ein signifikanter und klinisch relevanter Zusammenhang mit dem Beginn der Erkrankung nachweisbar sein. Weiterhin muss gesichert sein, dass der Faktor im Vorfeld der Essstörung aufgetreten ist. Dies kann – mit Ausnahme weniger Faktoren wie z. B. Geschlecht, Geburtsjahr und ethnische Zugehörigkeit – nur für im Längsschnitt erhobene Faktoren als gesichert gelten. Im Rahmen einer Übersichtsarbeit wurde die Typologie bzw. Terminologie erstmalig auf die potenziellen Risikofaktoren bei Essstörungen angewandt (Jacobi et al., 2004; Jacobi, Morris & de Zwaan, 2004). Die Ergebnisse dieser Arbeiten werden hier unter der Überschrift „Risikofaktoren" zusammengefasst, wobei der Schwerpunkt auf der Absicherung der verschiedenen Faktoren durch Längsschnitt- bzw. Querschnittstudien liegt. In die Übersicht wurden insgesamt

15 Längsschnittstudien mit jeweils unterschiedlichen Prädiktoren einbezogen. In Tabelle 8 sind die genannten potenziellen Risikofaktoren zusammengefasst.

Tabelle 8:

Potenzielle Risikofaktoren bei Essstörungen

Psychosoziale Faktoren	Biologische Faktoren
– Geschlecht	– Genetische Faktoren: Zwillingsstudien
– Gesellschaftliches Schlankheitsideal	– Genetische Faktoren: Molekularbio-
– Diätverhalten – Gezügeltes Essverhalten/	logische Befunde
Übermäßige Bedeutsamkeit von Figur und	– Zusammenhang zwischen Depressionen,
Gewicht	Serotonin und Essstörungen
– Familiäre Interaktions- und	– ………
Kommunikationsmuster (z.B. Verstri-	
ckung, Überprotektivität)	
– Familiäre Erkrankungen	
– Mangelndes Selbstwertgefühl	
– Psychiatrische Komorbidität, Depression,	
Zwangserkrankungen	
– Prämorbides Übergewicht	
– Elterliches Übergewicht	
– Sexueller Missbrauch	
– Belastende Lebensereignisse	
– Perfektionismus	
– Teilnahme am Leistungssport/extreme	
körperliche Aktivität	
– Mangelnde Interozeption	
– Kindliche Essstörungen und	
gastrointestinale Probleme	
– ………	

Im Anschluss an diese theoretische Übersicht soll das *kognitiv-verhaltenstherapeutische Störungsmodell* dargestellt werden, auf dem die zentralen Behandlungsschwerpunkte des kognitiv-verhaltenstherapeutischen Vorgehens aufbauen.

2.1 Risikofaktoren

2.1.1 Psychosoziale Faktoren

Soziokulturelle Faktoren

Gestützt durch die epidemiologischen Befunde wird davon ausgegangen, dass soziokulturelle Faktoren die Entstehung von Essstörungen begünstigen. Das in Westeuropa und in Nordamerika vorherrschende Schlankheitsideal entspricht einem Gewicht, das bei den meisten Frauen unter ihrem biologisch vorgegebenen Gewichtsbereich bzw. Normalgewicht liegt. Unterstützt wird es weiterhin durch entsprechende Vermarktung über Medien, Modezeitschriften, die Schlankheitsindustrie sowie in zunehmendem Maße auch die Plastische Chirurgie. Gleichzeitig ist die Diskrepanz zwischen dem Stereotyp der weiblichen Traumfigur und den tatsächlichen Körpermaßen bzw. dem Gewicht der Mehrheit der Frauen in den letzten 50 Jahren stetig gestiegen. Da viele Jugendliche die körperlichen und psychischen Veränderungen der Pubertät auch als verunsichernd erleben, sind solche Probleme in dieser Lebensphase häufig besonders aktuell (z. B. Striegel-Moore et al., 1986).

Diätverhalten – Gezügeltes Essverhalten/ Übermäßige Bedeutsamkeit von Figur und Gewicht

Häufiges Diätverhalten bzw. ein Muster gezügelten Essverhaltens gehört zu den am besten gesichertesten Faktoren für die Entstehung von Essstörungen, insbesondere für Bulimia nervosa. Im Rahmen von Querschnittsuntersuchungen wurde die Rolle des Diätverhaltens als vorauslaufender Faktor sowohl an klinischen Patientenstichproben wie auch an nicht-klinischen Stichproben im Labor untersucht.

Häufiges Diätverhalten bzw. gezügeltes Essverhalten ist einer der bedeutsamsten Risikofaktoren für Essstörungen

Aus verschiedenen klinischen Studien wird berichtet, dass dem Erkrankungsbeginn bei 73 bis 91 % der bulimischen und anorektischen Patientinnen eine Phase einer absichtlich durchgeführten Diät bzw. eines Gewichtsverlusts vorausging. Diese Studien reichen teilweise zurück bis in die 80er Jahre, die Ergebnisse sind erstaunlich einheitlich. Die früheste experimentelle, wenngleich unkontrollierte Untersuchung zu den Konsequenzen andauernden Diätverhaltens, durchgeführt an einer nicht-klinischen Stichprobe, stammt von Keys, Brozek, Hentschel, Mickelsen und Taylor (1950).

Insgesamt 36 gesunde junge Männer wurden dabei über einen Zeitraum von sechs Monaten einer systematischen Diät unterzogen, bei der die individuelle tägliche Kalorienzufuhr um die Hälfte reduziert wurde, und sie durchschnittlich 25 % ihres Körpergewichts verloren. Die Folgen dieses andauernden Diätverhaltens auf unterschiedlichen Ebenen (emotionale, psychische, körperliche und soziale) wurden ausführlich dokumentiert. Neben einer Vielzahl von massiven Veränderungen wurde erstmals auch das Auftreten von Fressanfällen als Folge der Hungerperiode beschrieben.

Fressanfälle als Folge von Hungerperioden

Weiterhin wird auch das Verhalten so genannter gezügelter Esser (Personen, die ihre Nahrungszufuhr stark kognitiv kontrollieren) als experimentelles Analogon zu Fressanfällen angesehen. In Abhängigkeit von bestimmten experimentellen Bedingungen, durch die die Zügelung des Essverhaltens bei dieser Personengruppe durchbrochen wird (z.B. Verabreichung eines Nahrungspreloads, Angst- oder Stressinduktion, Alkoholkonsum) kommt es zu einer Art Gegenregulation („disinhibition"), d.h. die Personen essen dann erheblich größere Mengen als normalerweise.

Neben diesen Querschnittsbefunden liegt mittlerweile aber auch eine ganze Reihe von Längsschnittbefunden vor, die in sehr einheitlicher Weise die Rolle von Diätverhalten als Risikofaktor für die Entstehung von Essstörungen bestätigen. In insgesamt 9 von 12 Längsschnittstudien mit Untersuchungszeiträumen zwischen einem und 10 Jahren wurde Diätverhalten bzw. „weight concerns" als Risikofaktor bestätigt. Unter „weight concerns" wird in der Regel eine Mischung von Verhaltensweisen (häufiges Durchführen von Diäten) und spezifischen Einstellungen (z.B. übermäßige Bedeutsamkeit von Figur und Gewicht) verstanden. Die Bedeutsamkeit dieses Faktors über alle Studien kann als hoch eingeschätzt werden. In einzelnen Studien fand sich beispielsweise für Personen, die eingangs als „dieters" klassifiziert worden waren (gekennzeichnet durch häufiges Diätverhalten) ein 8- bis 18fach erhöhtes Risiko, nachfolgend eine voll oder partiell ausgebildete Essstörung zu entwickeln.

Familiäre Interaktions- und Kommunikationsmuster

Auf die Rolle der Familie bzw. spezifischer familiärer Interaktions- und Kommunikationsstile und ihrer Bedeutung für die Entstehung der Anorexia nervosa wurde bereits in den 70er Jahren hingewiesen (Minuchin, Rosman & Baker, 1978). Als typische pathogene Interaktionsstile einer anorektischen Familie galten damals z.B. „Vermaschung", „Überprotektivität", „Rigidität" und „Konfliktvermeidung". Methodische Schwächen der Untersuchungen und die nur teilweise gelungene Replikation der postulierten familiären Organisationsmuster in nachfolgenden Untersuchungen führten zu Zweifeln an der Spezifität dieser Befunde und schränken die Bedeutung der Theorie für die Genese von Essstörungen heute deutlich ein.

Gestörte familiäre Interaktions- und Kommunikationsmuster vermutlich eher unspezifische Begleit- oder Folgeerscheinungen von Essstörungen

Aktuellere Befunde aus Querschnittsuntersuchungen finden durchaus Hinweise für gestörte familiäre Interaktionsmuster und Kommunikation (z.B. geringer elterlicher Kontakt, hohe Erwartungen der Eltern, geringe Kohäsion, geringer affektiver Ausdruck) und einen unsicheren Bindungsstil bei anorektischen und bulimischen Patientinnen sowie auch bei Patienten mit Binge-Eating-Störungen. Unklar bleibt dabei aber, ob diese Muster in den familiären Beziehungen Begleiterscheinungen oder Folgen der Erkrankung der Tochter darstellen oder bereits im Vorfeld der Störung auftraten. Weiterhin muss nach wie vor davon ausgegangen werden, dass es sich um unspezifische Faktoren handelt, da gestörte familiäre Interaktions- und Kommunikationsmuster bei verschiedenen psychischen Störungen beobachtet werden.

24

Familiäre Erkrankungen

Eine große Zahl von Querschnittstudien hat sich der Häufung psychiatrischer Erkrankungen bei Familienangehörigen essgestörter Patientinnen gewidmet, um daraus Hinweise auf die Rolle genetischer Faktoren abzuleiten. Sowohl bei den Familienmitgliedern anorektischer wie auch bulimischer Patientinnen finden sich Häufungen von Essstörungen (Anorexia und Bulimia nervosa), Affektiven Störungen und bestimmter Angststörungen (Panikstörungen, Generalisierte Angststörungen, Zwangsstörungen). Während die Befundlage für Häufungen von Störungen des Substanzmissbrauchs bei Familienmitgliedern anorektischer Patientinnen noch unklar ist, werden diese Störungen bei Familienmitgliedern bulimischer Patientinnen einheitlich gehäuft gefunden. Weiterhin werden erhöhte Raten von sozialer Phobie, Störung mit Überängstlichkeit in der Kindheit, posttraumatischen Belastungsstörungen und von Cluster B-Persönlichkeitsstörungen insbesondere bei den Familienmitgliedern bulimischer Patientinnen gefunden sowie erhöhte Raten von Zwangsstörungen und zwanghaften Persönlichkeitsstörungen überwiegend bei den Familienmitgliedern anorektischer Patientinnen.

Einschränkend muss erwähnt werden, dass es sich bei den hier einbezogenen Stichproben überwiegend um klinische Stichproben essgestörter Patientinnen handelt, bei denen generell mit einem höheren Maß an Psychopathologie als in Allgemeinbevölkerungsstichproben gerechnet werden muss.

Neben Essstörungen treten auch viele andere psychische Störungen gehäuft in den Familien auf

Niedriges Selbstwertgefühl/Ineffektivität

Niedriges Selbstwertgefühl wird im Rahmen verschiedener theoretischer Modelle von Essstörungen als Risiko- oder Ätiologiefaktor betont. Weiterhin gilt ein gestörtes Selbstkonzept im Sinne der übermäßigen Bedeutsamkeit von Figur und Gewicht auch als *ein* diagnostisches Kriterium für Anorexia und Bulimia nervosa im DSM-IV.

Mehrere Querschnittstudien haben Selbstkonzeptbeeinträchtigungen bei verschiedenen diagnostischen Gruppen essgestörter Patientinnen im Vergleich zu gesunden Kontrollgruppen verglichen. Die Befunde bestätigen einheitlich und unabhängig von der gewählten Operationalisierung, dass Patientinnen mit Anorexia und Bulimia nervosa ein beeinträchtigtes Selbstkonzept aufweisen (Jacobi, 1999). Allerdings dürfte es sich um ein wenig spezifisches Merkmal handeln, da entsprechende Defizite auch bei anderen klinischen Störungen gefunden werden.

Im Rahmen von drei Risikofaktorenstudien wurde negatives Selbstwertgefühl auch *retrospektiv* als potenzieller Risikofaktor erhoben. Sowohl bei den bulimischen wie auch den (ehemals) anorektischen Patientinnen,

Gestörtes Selbstkonzept ist Teil der Diagnose von AN und BN

allerdings nicht bei Patientinnen mit Binge-Eating-Störungen, wurde häufiger eine negative Selbstbewertung im Vorfeld der Essstörung gefunden als bei gesunden Kontrollpersonen (Fairburn et al., 1997, 1998, 1999).

Die Befunde zur Rolle von Selbstkonzeptbeeinträchtigungen im Rahmen von Längsschnittstudien sind nicht ganz einheitlich. Wenn man allerdings verschiedene Operationalisierungen des Selbstkonzepts (z. B. die Rosenberg-Self-Esteem-Skala, die EDI-Subskala Ineffektivität) berücksichtigt, so erweisen sich diese ebenfalls als bedeutsam zur Vorhersage von Essstörungen.

Andere psychische Störungen – Negative Affektivität

Die Rolle anderer psychischer Erkrankungen, insbesondere von depressiven Störungen als mögliche zu Grunde liegende Störung wird in einem der traditionellen biologisch orientierten Ätiologiemodelle von Essstörungen bereits seit längerer Zeit betont. Gleichzeitig gehören depressive Störungen zu den häufigen komorbiden Störungen, wobei die zeitliche Abfolge beider Störungen durchaus uneinheitlich ist. Bislang haben nur zwei Querschnittstudien retrospektiv das Auftreten anderer psychiatrischer Störungen erhoben. In einer Studie an anorektischen Patientinnen fanden sich dabei gehäuft Persönlichkeitsstörungen, insbesondere zwanghafte Persönlichkeitsstörungen im Vergleich zu einer Kontrollgruppe. Eine zweite Studie fand Häufungen von Angststörungen bei anorektischen, bulimischen und depressiven Patientinnen im Vergleich zu Gesunden. Das Risiko einer Anorexia nervosa war deutlich durch eine vorangehende Zwangsstörung sowie eine kindliche Angststörung (Störung mit Überängstlichkeit in der Kindheit) erhöht. Das Risiko für Bulimia nervosa erhöhte sich insbesondere durch eine soziale Phobie und ebenfalls eine Störung mit Überängstlichkeit in der Vorgeschichte. Beide Störungen wurden allerdings in geringerem Ausmaß auch bei den Depressiven gefunden.

Negative Affektivität erhöht das Risiko für Essstörungen Das Vorhandensein anderer psychischer Störungen bzw. von negativer Affektivität im Vorfeld der Essstörung wurde auch im Rahmen von Längsschnittstudien als Prädiktor für Essstörungen untersucht und bestätigt. Eine Studie konnte diesen Faktor auch unabhängig vom Ausmaß des Diätverhaltens bei Studienbeginn bestätigen, wobei das Risiko einer Essstörung für die Probandinnen mit der höchsten Morbiditätsrate anderer psychischer Erkrankungen um ein 7faches erhöht war.

Prämorbides Gewicht – Elterliches Gewicht

Kindliches Übergewicht sowie elterliches Übergewicht wurde bislang nur in einigen wenigen Querschnittstudien retrospektiv gehäuft bei bulimischen

Patientinnen und bei Patientinnen mit Binge-Eating-Störungen gefunden. Die Längsschnittbefunde stützen die Rolle von kindlichem Übergewicht als Risikofaktor für spätere Essstörungen bislang allerdings nicht.

Sexueller Missbrauch

Eine große Zahl von Querschnittstudien hat sich mit der Rolle von sexuellem Missbrauch als potenziellem Risikofaktor für Essstörungen beschäftigt. Neben einer Vielzahl von methodischen Schwierigkeiten, die diesen Studien anhaftet (z.B. bezogen auf die Definition und Art der Erhebung des Missbrauchs), wird leider oftmals auch die Reihenfolge des Auftretens von Missbrauch und Essstörung nicht spezifiziert. Studien, die zwischen Missbrauch in der Kindheit und der Adoleszenz unterscheiden bzw. die zeitliche Abfolge berücksichtigen, kommen aber einheitlich zu dem Ergebnis, dass sexueller Missbrauch sowohl bei bulimischen wie auch anorektischen Patientinnen im Vorfeld der Essstörung gehäuft beobachtet werden kann. Allerdings handelt es sich um einen unspezifischen Faktor, da Häufungen auch bei anderen psychiatrischen Patientengruppen festgestellt werden. In einer aktuellen, wenn auch bislang einzigen Längsschnittstudie konnten sexueller Missbrauch und körperliche Vernachlässigung als Risikofaktoren für spätere Essstörungen ebenfalls bestätigt werden.

Sexueller Missbrauch ist unspezifischer Risikofaktor

Belastende Lebensereignisse

Neben sexuellem Missbrauch ist auch die Beziehung zwischen belastenden Lebensereignissen im Allgemeinen und dem Auftreten von Essstörungen in einer bislang noch kleinen Zahl von Querschnittstudien untersucht worden. Wenngleich die Ergebnisse hierzu nicht ganz so einheitlich sind wie für sexuellen Missbrauch, so scheinen belastende Lebensereignisse (wie z.B. Scheidung der Eltern) dennoch häufiger im Vorfeld der Essstörungen aufzutreten, als sie bei Kontrollpersonen im gleichen Zeitraum beobachtet werden. Allerdings gilt auch hier, dass es sich um einen unspezifischen Befund handelt, da belastende Lebensereignisse bei vielen psychischen Störungen, insbesondere depressiven Störungen, gehäuft vor Ausbruch der Erkrankung auftreten. Ebenso fehlen Längsschnittbefunde.

Perfektionismus

Perfektionismusstreben bzw. rigide, stereotype perfektionistische Verhaltensweisen gehören aus klinischer Sicht zu den charakteristischen Merkmalen vor allem anorektischer Patientinnen. Erhöhte Perfektionismuswerte wurden im Rahmen von Querschnittstudien auch bei remittierten anorektischen und bulimischen Patientinnen gefunden, was von einigen Autoren neben den psychobiologischen Befunden als Hinweis für eine Störung im Serotoninhaushalt gewertet wird. Perfektionismus wurde auch bei (remittierten) anorektischen Patientinnen retrospektiv gehäuft vor Ausbruch der Essstörung gefunden (Fairburn et al., 1999), allerdings nicht bei bulimischen Patientinnen und Patientinnen mit Binge-Eating-Störungen.

Im Längsschnitt hat sich die Rolle von Perfektionismus in der Vorhersage für Essstörungen allerdings nicht durchgängig bestätigen lassen.

Teilnahme an Leistungssport/körperliche Aktivität

Leistungssportler, insbesondere Sportler bestimmter Disziplinen (Ballett, Gymnastik, Ringer, Jockeys etc.), die mit Gewichtsklassen oder sehr niedrigem Körpergewicht verknüpft sind, gelten traditionell als Risikogruppen. Während viele Studien Häufungen von Auffälligkeiten in einzelnen Symptombereichen oder auf Skalenebene finden, sind die Ergebnisse für die vollen klinischen Essstörungsdiagnosen, für die entsprechend große Stichproben erforderlich sind, weniger eindeutig. Körperliche Aktivität in einem nicht-leistungsbezogenen Kontext wurde erst in einer Querschnittstudie mit Patienten verschiedener Essstörungsdiagnosen untersucht. In dieser zeigten die essgestörten Patientinnen ein höheres Maß an körperlicher Aktivität vor Beginn der Essstörung als die Kontrollgruppe.

Mangelnde Interozeption

Störungen in der Interozeptionsfähigkeit, d.h. in der Wahrnehmung internaler (affektiver und viszeraler) Reize gehörten zu den bereits von Bruch (1962) formulierten charakteristischen Merkmalen essgestörter Patientinnen und sind in zahlreichen Querschnittstudien gut bestätigt. In einer bislang noch kleinen Zahl von Längsschnittstudien erwies sich mangelnde Interozeption ebenfalls als prädiktiv für spätere (überwiegend bulimische) Essstörungen.

Mangelnde Interozeption ist prädiktiv für BN

Kindliche Essstörungen und gastrointestinale Probleme

Fütterungsstörungen und schwerwiegende gastrointestinale Probleme in der frühen Kindheit wurden retrospektiv im Rahmen einer Querschnittstudie bei anorektischen Patientinnen fast doppelt so häufig wie bei einer Kon-

28

trollgruppe gefunden. Im Rahmen einer Längsschnittstudie wurden Verdauungsprobleme und so genanntes wählerisches Essverhalten („picky eating") bei kleinen Kindern ebenfalls als Prädiktoren für anorektische Symptome in der Adoleszenz gefunden. In der gleichen Studie stellten sich Pica (Essen ungenießbarer Stoffe), Verdauungsprobleme und Versuche, Gewicht, zu verlieren im Kindesalter als Prädiktoren für bulimische Symptome in der Adoleszenz heraus. Ebenfalls im Längsschnitt belegt als kindliche Prädiktoren für spätere Essstörungen sind häufige Streitigkeiten während der Mahlzeiten.

Andere Faktoren

Schließlich wurden als Einzelbefunde im Längs- und Querschnitt weitere psychosoziale Faktoren gefunden, die aber der Replikation bedürfen. Hierzu gehören u. a. frühkindliche Schlafstörungen, überbesorgtes Erziehungsverhalten in der frühen Kindheit, bestimmte Persönlichkeitseigenschaften wie eher aggressives Verhalten, Alkoholkonsum der letzten 30 Tage, ein stärker an Flucht und Vermeidung orientierter Copingstil, ein hohes Maß an körperlicher Aktivität sowie geringe soziale Unterstützung.

2.1.2 Biologische Faktoren

Von den verschiedenen biologischen Faktoren, die als potenzielle Risiko- oder Ätiologiefaktoren bei Essstörungen untersucht wurden, sollen hier nur die wichtigsten dargestellt werden. Dazu gehören (1) Die genetischen Befunde (Befunde zur Zwillingsforschung sowie molekularbiologische Befunde), (2) Befunde zum Zusammenhang zwischen Depressionen, Serotonin und Essstörungen, (3) Befunde zu Schwangerschafts- und Geburtskomplikationen. Nicht näher eingegangen werden soll auf eine große Fülle von Arbeiten, die sich mit dem Stellenwert pathologisch veränderter neurochemischer Parameter bei Störungen des Appetit- und Essverhaltens beschäftigen; genauere Informationen hierzu finden sich beispielsweise bei Fairburn und Wilson (1993) sowie Treasure und Tiller (1993).

Genetische Faktoren: Zwillingsstudien

Bereits die Studien zu familiären Erkrankungen (Familienanamnese) haben gezeigt, dass die Störungsbilder Anorexia und Bulimia nervosa gehäuft in den Familien der Patienten auftreten, was eine genetische Komponente bei der Entstehung der Störungen nahe legt. Die Zwillingsstudien an Paa-

Genetik

29

ren mit mindestens einem erkrankten Zwilling bestätigen diesen Befund nochmals für beide Essstörungen (Übersicht bei Bulik, Sullivan, Wade & Kendler, 2000). Mit Ausnahme einiger weniger Studien mit geringen Fallzahlen findet sich in der Mehrzahl der Studien beim Vergleich monozygoter und dizygoter Zwillinge eine signifikant höhere Konkordanzrate beider Essstörungen bei den monozygoten Paaren.

In jüngerer Zeit wurden Zwillingsstudien unter Zugrundelegung von Zwillingsregistern der Allgemeinbevölkerung sowie aufwändiger statistischer Analysen durchgeführt. Insgesamt kommen auch diese Studien zu dem Ergebnis, dass ein erheblicher Anteil der familiären Häufung von Anorexia und Bulimia nervosa sowohl auf additive genetische Faktoren wie auch auf individuumsspezifische Faktoren zurückgeht, während der Einfluss gemeinsamer Umgebungsfaktoren weniger klar ist. Bei der Anorexia nervosa schwankt der genetische Varianzanteil je nach Studie zwischen 58 und 85 %, bei der Bulimia nervosa zwischen 28 und 83 %. Allerdings sind die in den Zwillingsregister-Studien angewandten Methoden durchaus auch kontrovers diskutiert worden.

Genetische Faktoren: Molekularbiologische Befunde

Neben der Zwillingsforschung werden genetische Einflüsse in den letzten Jahren in einer ständig wachsenden Zahl von molekularbiologischen Studien untersucht. Dabei werden Polymorphismen verschiedener Kandidatengene, die potenziell für die Entstehung von Essstörungen bedeutsam sein könnten (z. B. das 5-HT_{2A} Rezeptor-Gen), geprüft. Trotz des großen Interesses an der Untersuchung dieser Einflüsse konnten die in manchen Studien gefundenen Auffälligkeiten bislang für keines der untersuchten Kandidatengene repliziert werden.

Keine konsistenten Effekte für Kandidatengene

Zusammenhang zwischen Depressionen, Serotonin und Essstörungen

Ein möglicherweise biologischer Zusammenhang zwischen Essstörungen und Depressionen stützt sich im Wesentlichen auf die nachfolgend aufgeführten Befunde:

Mehrere kontrollierte Therapiestudien belegen mittlerweile die Wirksamkeit antidepressiver Medikation bei Patientinnen mit Bulimia nervosa (vgl. Kap. 4.2). Gleichzeitig weisen Patientinnen mit Essstörungen oft zeitgleich ausgeprägte depressive Syndrome auf und zeigen oftmals ähnliche endokrinologische Auffälligkeiten (im Sinne eines pathologischen Dexamethasonsuppressionstests) wie Patienten mit Depressionen. Weiterhin werden affektive Störungen in den Familien bulimischer Patientinnen gehäuft beobachtet (s.o.). Ob das gemeinsame Auftreten von Depressionen und Essstörungen allerdings tatsächlich auf einen zu Grunde liegenden biologischen Faktor zurückgeführt werden kann, muss bislang noch bezweifelt werden. Einerseits könnten depressive Syndrome der Patientinnen auch psychologisch erklärt werden, und andererseits reicht auch die Gewichtsreduktion alleine aus, um die meisten der endokrinologischen und psychopathologischen Veränderungen zu erklären.

Dem Neurotransmitter Serotonin wurde in der Diskussion der Genese und Aufrechterhaltung psychogener Essstörungen eine besondere Bedeutung beigemessen. Experimentelle Befunde aus verschiedenen Arbeitsgruppen (z. B. Jimmerson, Lesem, Kaye & Brewerton, 1992; Kaye et al., 1998) weisen unter Zugrundelegung unterschiedlicher Methoden auf eine reduzierte Aktivität des serotonergen Systems bei Patientinnen mit Bulimia nervosa hin. Neben signifikant erniedrigten Konzentrationen der Serotonin-Hauptmetaboliten im Liquor bulimischer Patientinnen fanden sich auch umgekehrte Zusammenhänge zwischen der Häufigkeit der Heißhungeranfälle und der Konzentration des Metaboliten im Vergleich zu einer Kontrollgruppe. Auch bei akut erkrankten anorektischen Patientinnen ist die zentralnervöse serotonerge Funktion deutlich reduziert und normalisiert sich im Zusammenhang mit der Gewichtszunahme. Bei remittierten Patientinnen finden sich teilweise sogar erhöhte Werte. Bei bulimischen Patientinnen gibt es Hinweise darauf, dass sich die beeinträchtigte serotonerge Funktion mit der Remission nicht vollständig normalisiert.

Serotonin und Heißhungeranfälle

Eine verminderte Serotoninaktivität wurde auch im Zusammenhang mit der Genese depressiver Erkrankungen diskutiert. Tierexperimentelle Studien und Untersuchungen an Patientinnen ergaben einen bei Serotoninmangel kompensatorisch deutlich gesteigerten Appetit auf kohlenhydratreiche Nahrung einschließlich entsprechender Heißhungerattacken. Umgekehrt kann eine proteinreiche und kohlenhydratarme Diät, die von vielen Essgestörten Patientinnen bevorzugt wird, zu einem relativen Serotoninmangel im Gehirn und zu Depressionen führen (Wurtmann et al., 1981; Laessle, Kittl, Fichter, Wittchen & Pirke, 1987). Die Ergebnisse zur Wirkung der selektiven Serotonin-Wiederaufnahmehemmer Fenfluramin und Fluoxetin unterstreichen die Hypothese, wonach sich eine zentrale Bedeutung des serotonergen Systems sowohl für das affektive Gleichgewicht als auch für die Regulation des Essverhaltens ergibt. Allerdings hat sich in der Praxis auf Grund der insgesamt eher begrenzten Effekte eine ausschließlich psychopharmakologische Behandlung der Anorexia und Bulimia nervosa nicht als Methode der ersten Wahl durchgesetzt (vgl. Kap. 4.1 und 4.2).

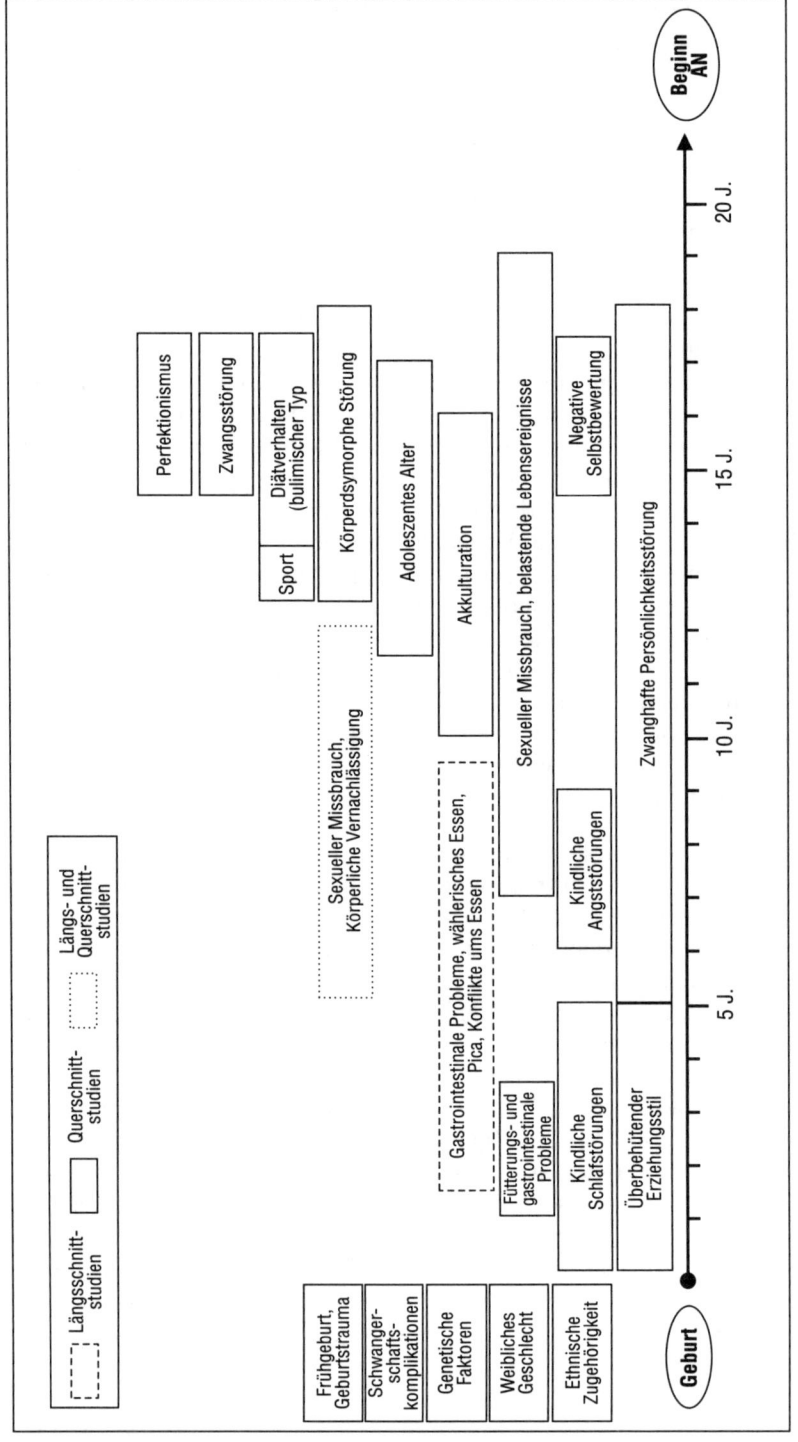

Abbildung 1:
Risikofaktoren für Anorexia nervosa

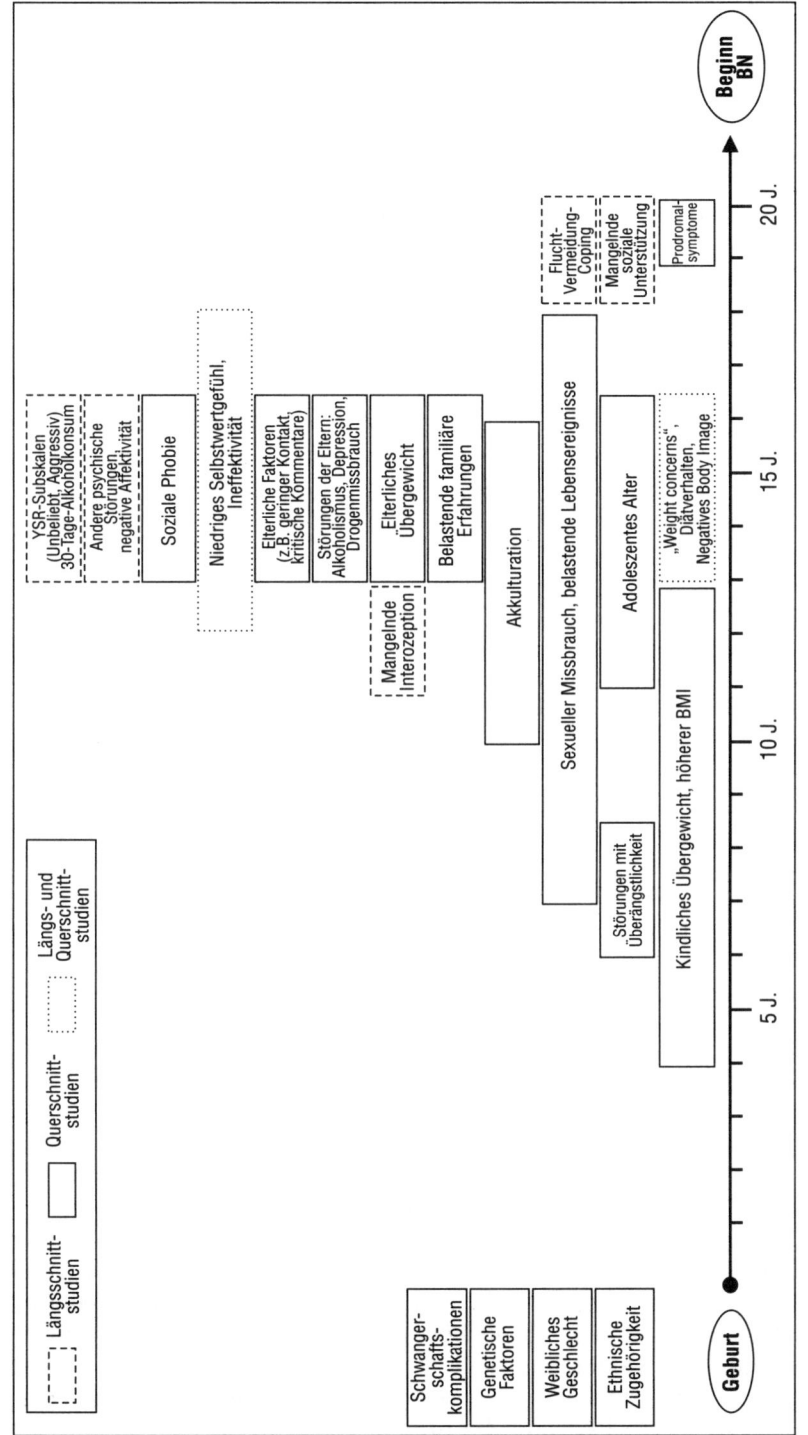

Abbildung 2:
Risikofaktoren für Bulimia nervosa

33

Schwangerschafts- und geburtsbezogene Komplikationen

Schwangerschafts- und geburtsbezogene Komplikationen wurden bislang in zwei Studien als Risikofaktoren bzw. retrospektive Korrelate für Essstörungen bestätigt: Im Rahmen einer Querschnittstudie war eine vorzeitige Geburt mit einem erhöhten Risiko für Anorexia nervosa assoziiert, während Geburtskomplikationen mit einem erhöhten Risiko für Anorexia und Bulimia nervosa assoziiert waren. Im Rahmen einer weiteren Studie unter Zugrundelegung eines großen Geburtsregisters anorektischer Patientinnen fand sich ebenfalls ein erhöhtes Risiko von schweren Geburtstraumen sowie von vorzeitiger Geburt bei den anorektischen Patientinnen, nicht aber bei Patienten mit Schizophrenie oder affektiven Psychosen (Cnattingius, Hultman, Dahl, & Sparén, 1999).

In Abbildung 1 sind Risikofaktoren für Anorexia nervosa, die im Rahmen von Längsschnittstudien, bzw. von Längs- und Querschnittstudien bestätigt werden konnten sowie potenzielle Risikofaktoren aus Querschnittstudien zusammenfassend dargestellt. Das Alter (bzw. der Altersbereich) des Auftretens des Faktors repräsentiert dabei jeweils das in den Originalstudien angegebene Alter. In Abbildung 2 sind die Faktoren für Bulimia nervosa in entsprechender Weise zusammengefasst. (Für Binge-Eating-Störungen ist die empirische Befundlage derzeit noch so schwach, dass auf eine vergleichbare Darstellung verzichtet wurde).

Nur wenige Faktoren sind gesicherte Risikofaktoren

Wie aus den Abbildungen hervorgeht, steht bislang für die Mehrzahl der Faktoren eine längsschnittliche Absicherung noch aus. Zusätzlich können zur Frage der Spezifität der Risikofaktoren für Essstörungen bislang keine zuverlässigen Aussagen gemacht werden. Bei vielen der retrospektiv erhobenen Faktoren ist es aber eher wahrscheinlich, dass es sich nicht um spezifische Faktoren für Essstörungen sondern um Faktoren für psychische Störungen im Allgemeinen handelt.

2.2 Kognitiv-verhaltenstheoretisches Störungsmodell

Die obigen Ausführungen zu den empirisch gestützten Risikofaktoren machen deutlich, dass wesentliche Voraussetzungen für die Entstehung der Anorexia und Bulimia nervosa bereits zu einem sehr frühen Zeitpunkt geschaffen werden bzw. zum Teil von Geburt an vorhanden sind. Es ist allerdings weitgehend unklar, welchen Stellenwert Faktoren der frühen und späteren Kindheit für die Entstehung der Störungen haben. Ebenso unklar ist zum jetzigen Zeitpunkt die notwendige Anzahl und das Zusammenwirken der einzelnen Faktoren im Vorfeld der Störungsentwicklung. Das hier vorgelegte Störungsmodell orientiert sich daher in erster Linie an denjenigen Faktoren, deren Rolle für die Aufrechterhaltung der Störung als gut

gestützt und besonders bedeutsam angesehen werden müssen und die maß-
geblich in das therapeutische Vorgehen einfließen (vgl. Abbildung 3). Das
Modell kann als Grundlage dienen, um gemeinsam mit der Patientin ein
individuelles Störungsmodell im Rahmen der Problemanalyse zu formulieren. Die im Folgenden eher allgemein formulierten Elemente des Modells

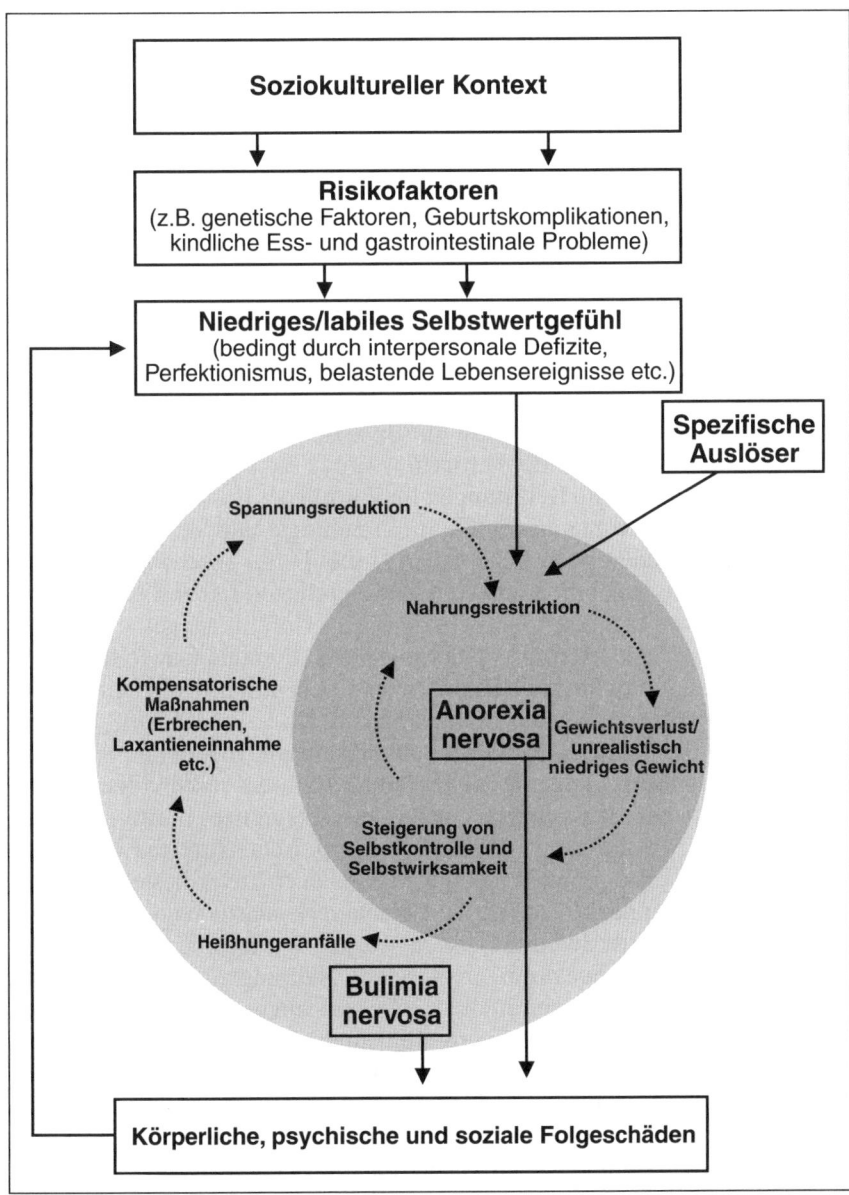

Abbildung 3:
Kognitiv-verhaltenstherapeutisches Störungsmodell

(Risikofaktoren, niedriges oder labiles Selbstwertgefühl etc.) sollten im Einzelfall durch die spezifischen Faktoren ausgefüllt werden. Ein Beispiel einer individuellen Problemanalyse findet sich in Kapitel 3.1 (Seite 48).

Diät als Beginn der Essstörung

Im Zentrum kognitiv-verhaltenstherapeutischer Störungsmodelle steht ein längerdauerndes Diätverhalten bzw. restriktives Essverhalten mit der Vermeidung spezifischer (in der Regel höherkalorischer, oft kohlenhydratreicher) Nahrungsmittel. Diese Diätphase markiert den unmittelbaren Beginn der (anorektischen und bulimischen) Essstörung und führt zu einem (mehr oder weniger großen) Gewichtsverlust. Restriktives Essverhalten und Gewichtsverlust spielen aber nicht nur bei der Entstehung, sondern auch bei der Aufrechterhaltung eine bedeutsame Rolle.

Andere Problembereiche

Im Vorfeld der Diätphase bestehen in der Regel noch andere Problembereiche oder Störungen, die sich generell in Form eines niedrigen oder labilen Selbstwertgefühls manifestieren. Dies kann beispielsweise durch interpersonale Konflikte oder mangelnde interpersonale Fertigkeiten bedingt sein (z. B. starke Unsicherheit im Umgang mit Gleichaltrigen, Durchsetzungsprobleme gegenüber den Eltern, andere soziale Ängste). Das Selbstwertgefühl kann auch im Zusammenhang mit Belastungen oder Störungen in der Kindheit (sexuelle Übergriffe, Vernachlässigung etc.) nicht stabil ausgebildet sein oder durch akute Belastungen im Vorfeld der Erkrankung (negative Lebensereignisse, Probleme der Eltern, Trennungs- und Verlusterlebnisse, gravierende Veränderungen im sozialen Umfeld etc.) geschwächt oder labilisiert sein. Die Patientin erlebt sich in wesentlichen Lebensbereichen als nicht ausreichend kompetent und effizient. Das Gefühl mangelnder Selbsteffizienz wird kompensiert über Nahrungsrestriktion und Gewichtsverlust. Hierbei spielen soziokulturelle Faktoren eine wesentliche Rolle. Unter dem Einfluss des vorherrschenden Schlankheitsideals bzw. der Einflüsse der Medien setzt die (spätere) Patientin Schlanksein mit Erfolg und Anerkennung gleich und setzt sich eine im Verhältnis zu ihrem indidividuellen setpoint unrealistische, deutlich zu niedrige Gewichtsgrenze (Garner, Rockert, Olmstedt, Johnson & Coscina, 1985). Bei anorektischen (und teilweise auch bei bulimischen) Patientinnen spielen oftmals auch zuvor bestehende perfektionistische Tendenzen und hohe Leistungsstandards eine wesentliche Rolle. Nahrungsrestriktion und Gewichtsverlust werden wie Leistungen im schulischen Bereich angestrebt; erfolgreiche Nahrungsrestriktion und Gewichtsverlust führen zum unmittelbaren Gefühl von gesteigerter Selbstkontrolle und verbessertem Selbstwertgefühl und wirken sich damit negativ verstärkend aus. Teilweise werden die Patientinnen auch über positive Bemerkungen der Umwelt zum Gewichtsverlust in ihrem Verhalten verstärkt. Die Nahrungseinschränkung kann sich dabei neben der Menge auch auf die Art und die Zeiten der Nahrungsaufnahme richten, sie kann die Form extremer diätetischer Regeln annehmen und wird auf kognitiver wie auch verhaltensbezogener Ebene zum zentralen Thema im Leben der Patientin.

36

Mit andauernder Nahrungseinschränkung und zunehmendem Gewichtsverlust gehen allerdings auch vielfältige körperliche, psychische und soziale Begleiterscheinungen und Folgen einher. Bei *bulimischen Patientinnen* oder *anorektischen Patientinnen bulimischen Subtyps* stellen die Heißhungeranfälle, die meist einige Monate nach Beginn der Diät einsetzen, eine der ersten Folgeerscheinungen dar. Die Heißhungeranfälle werden kurzfristig meist als sehr entlastend und spannungsregulierend erlebt. Da die damit verbundenen Folgen in Form der drohenden Gewichtszunahme für die Patientinnen aber hochgradig angstbesetzt sind und das gerade Erreichte erheblich gefährden, werden kompensatorische Maßnahmen (Erbrechen, Laxantieneinnahme, strenges Diäthalten etc.) dagegengesetzt. Die kompensatorischen Maßnahmen verstärken wiederum den körperlichen Mangelzustand und erhöhen die Wahrscheinlichkeit weiterer Heißhungeranfälle und nachfolgender kompensatorischer Maßnahmen. Es entsteht ein *Teufelskreis* von restriktivem Essen, Heißhungeranfällen, Kompensation und verstärktem Diäthalten. Bei bulimischen Patientinnen, die außerhalb der Heißhungeranfälle nicht streng restriktiv essen, stagniert der anfänglich erreichte Gewichtsverlust meist nach einiger Zeit auf Grund metabolischer Anpassungen. Gleichzeitig verschärft sich die bereits zuvor bestehende kognitive Einengung auf Figur und Gewicht immer mehr, andere Folgeerscheinungen nehmen zu (z.B. soziale Kontakte werden vernachlässigt, es kommt zu Stimmungsverschlechterungen, erhöhter Reizbarkeit, körperlichen Folgen etc.). Im weiteren Verlauf kommt es bei Patientinnen mit Heißhungeranfällen dann oftmals zu Generalisierungen, d.h. die Heißhungeranfälle erhalten über die deprivationsbedingten Situationen hinaus eine generelle spannungs- oder emotionsregulierende Funktion. Insbesondere negative Gefühle wie Angst, Enttäuschung, Traurigkeit oder Anspannung werden dadurch kurzfristig vermieden, langfristig wird das Selbstwertgefühl weiter geschwächt, die zuvor bestehenden Problembereiche und Defizite bleiben bestehen oder verschlimmern sich.

Bei *restriktiven anorektischen Patientinnen* ist der unmittelbare Erfolg bei der Nahrungseinschränkung und das darauf folgende positive Gefühl von Selbstkontrolle als zentraler Verstärker und damit aufrechterhaltende Bedingung für die weitere Restriktion anzusehen. Das Gefühl von Kontrolle über das Essen wird zunehmend zum alleinigen Maßstab für das Selbstwertgefühl. Über die Kontrolle des Essens kontrollieren die Patientinnen all das, was in ihrem Leben von Bedeutung ist. Auf diesem Wege verhindern sie auch, sich mit anderen Schwierigkeiten und Defiziten (z.B. familiäre Probleme, Umgang mit anderen Menschen, Rollenwechsel, Sexualität etc.) auseinanderzusetzen. Negativ verstärkt wird das Verhalten durch die Angst vor Gewichtszunahme und die damit verbundene Veränderung des Äußeren sowie die zunehmenden körperlichen Symptome bei vermehrter Nahrungsaufnahme (Völlegefühl, Blähungen, etc.) und selbstabwertende oder ängstigende Kognitionen (wie z.B. „Ich bin es nicht wert etwas zu

Marginalien:
Begleit- und Folgeprobleme

Teufelskreis

Spannungsregulation

Vermeidung der Auseinandersetzung mit anderen Problemen

37

essen"; Ich bin haltlos, wenn ich esse"; „Ich verliere die Kontrolle wenn ich meinem Appetit nachgebe"). Im Extremfall kann dies darin münden, dass Patientinnen ihre Identität primär über ihre anorektische Symptomatik definieren. Zur Aufrechterhaltung der Symptomatik können weiterhin auch Reaktionen aus der Umwelt beitragen, da der lebensbedrohliche Zustand der Patientin oftmals zu großer Verunsicherung führt ohne dass eindeutige Reaktionen erfolgen. Die Patientinnen schaffen sich darüber einen Freiraum, der ihre Vermeidungsstrategien verstärkt und schließlich das Gefühl von Unzulänglichkeit und Angst vor der eigenen Verantwortung für das Leben weiter verstärkt.

Funktion und Aufrechterhaltung von Essstörungen Bulimische und anorektische Essstörungen werden damit als Kompensationsversuch für Probleme in anderen Bereichen aufgefasst, die sowohl durch unzureichende Fertigkeiten im Umgang mit diesen Problemen, durch körperliche Prozesse (zu niedriges Gewicht, Nahrungsrestriktion und Folgeschäden) wie auch durch kognitive Faktoren (übermäßige Bedeutsamkeit von Figur und Gewicht, dysfunktionale Kognitionen) aufrechterhalten werden.

Bei Patientinnen mit Binge-Eating-Störungen kann von einem ähnlichen Modell wie für bulimische Patientinnen ausgegangen werden. Auch hier steht im Mittelpunkt ein restriktives Essverhalten, das Heißhungeranfälle mitbedingt. Allerdings sind die kompensatorischen Maßnahmen sehr viel schwächer ausgeprägt, so dass es bei diesen Patientinnen meist im Verlauf der Erkrankung zu deutlichen Gewichtssteigerungen kommt. Ähnlich wie bei bulimischen Patientinnen dienen die Heißhungeranfälle aber oftmals zur Regulation belastender emotionaler Zustände.

3 Diagnostik und Indikation

3.1 Hinweise zur Diagnostik

Eingangsdiagnostik Die nachfolgend beschriebene *umfassende Eingangsdiagnostik* hat die Zielsetzungen, die Diagnose – unter Berücksichtigung differenzialdiagnostischer Überlegungen – zu sichern, komorbide Störungen zu identifizieren, Therapie- und Veränderungsmotivation zu prüfen und letztlich die Frage der Therapieindikation zu beantworten. Diese Aufgaben lassen sich gut im Rahmen der folgenden Teilbereiche abhandeln. Zwischen den einzelnen Bereichen bestehen dabei deutliche inhaltliche und zeitliche Überlappungen:

- Erst- bzw. Vorgespräch,
- Erhebung des psychopathologischen Befundes, zentraler Diagnosen und komorbider Störungen sowie medizinische Gesamtbeurteilung,

- Anamneseerhebung,
- Motivationsabklärung und Motivierung,
- Hinweise zur Indikation.

3.1.1 Erst- bzw. Vorgespräch

Im Sinne der therapeutischen Transparenz soll das Erst- bzw. Vorgespräch einerseits der Patientin einen Eindruck von der zukünftigen Therapie, der Therapeutin bzw. dem Therapeuten und den entsprechenden Rahmenbedingungen vermitteln. Andererseits hat es die Funktion, die Therapeutin mit den notwendigen Informationen auszustatten, die sie zur Sicherung der Diagnose, zur Erhebung des psychopathologischen Befundes und von Komorbiditäten sowie der Therapie- und Veränderungsmotivation der Patientin benötigt. Idealerweise handelt es sich somit um einen Prozess, der von beiden Seiten (Patientin und Therapeutin) *aktiv* genutzt wird mit der Zielsetzung, danach eine „freie" Entscheidung für oder gegen die Therapie zu treffen. Mit der Therapie sollte nur dann begonnen werden, wenn sich beide Seiten auf einen *Behandlungsauftrag* geeinigt haben, der hinsichtlich der Therapieziele sowie der Methoden und Rahmenbedingungen zur Erreichung von Veränderungen transparent ist. In Deutschland stehen bei Therapien im ambulanten Setting hierfür in der Regel fünf probatorische Sitzungen zur Verfügung. Häufig bietet es sich an, die Therapieziele auch schriftlich als *Behandlungsvertrag* zu fixieren und von beiden Seiten unterschreiben zu lassen. Im Laufe des therapeutischen Prozesses können diese Ziele dann weiter spezifiziert, modifiziert, erweitert oder beschränkt werden.

Behandlungsauftrag

Zur Erreichung dieser Zielsetzung haben sich die folgenden Fragenkomplexe bzw. das Erteilen von spezifischen Informationen als hilfreich erwiesen. Die Fragen können zum großen Teil auch im Vorfeld der Behandlung von der Patientin schriftlich anhand eines Fragebogens beantwortet werden (vgl. auch die Karte im Anhang des Buches).

Wichtige Fragen für den Erstkontakt:
– Welche aktuellen Beschwerden liegen vor und wie wirken sich diese auf das Leben der Patientin aus?
– Wie lange bestehen diese schon?
– Wodurch sind sie – nach Einschätzung der Patientin – ausgelöst worden?
– Haben sie sich im Laufe der Zeit verändert?
– Kommt die Patientin freiwillig/selbstständig oder wurde sie geschickt?
– Warum wünscht die Patientin *zu diesem Zeitpunkt* eine Behandlung?
– Ist der richtige Zeitpunkt für den Beginn einer Therapie gegeben? Be-

stehen ausreichende Ressourcen und Rahmenbedingungen, um eine Therapie durchzuführen?
- Wie sieht die soziale Einbettung der Patientin aus?
- Liegen therapeutische Vorerfahrungen vor? Wenn ja, wie wurden die entsprechenden Vorbehandlungen bewertet?
- Welche Erwartungen bestehen an die aktuelle Therapie bzw. die Therapeutin/den Therapeuten?
- Was soll mit Hilfe der Therapie verändert werden? Wie sehen die konkreten Therapieziele aus?
- Wer weiß von ihren Beschwerden?

Weitere Inhalte:
- Exploration allgemeiner Ressourcen - Abklärung von Suizidalität - Abklärung anderer Problembereiche im Sinne von Komorbiditäten - Aufklärung über Gefahren in Verbindung mit der Erkrankung - Beschreibung wesentlicher Merkmale des Therapiekonzeptes (Gewichtskonstanz oder Gewichtszunahme, Aufgabe des restriktiven Essverhaltens, körperliche Überwachung durch Arzt etc.)

● *Besonderheiten bei anorektischen Patientinnen*

Rolle von Ambivalenz

Während bei bulimischen Patientinnen in der Regel davon ausgegangen werden kann, dass diese eigenmotiviert die Behandlung aufsuchen, sind anorektische Patientinnen nicht selten von einer deutlichen Ambivalenz gekennzeichnet (vgl. auch Kap. 3.1.5). Dahinter verbirgt sich zumeist eine starke Angst vor der Gewichtszunahme und Befürchtungen, die Kontrolle zu verlieren. Da die Symptomatik häufig als ich-synton erlebt wird und zahlreiche Verstärkungsprozesse zur Aufrechterhaltung beitragen, ist es wichtig, dass in den ersten Gesprächen die Befürchtungen und aufrechterhaltenden Prozesse angesprochen werden. Als Voraussetzung dafür ist eine unterstützende therapeutische Grundhaltung geboten, die von dem Bemühen gekennzeichnet ist, die Patientin in ihren Ängsten und Befürchtungen zu verstehen und ihr dadurch zu ermöglichen, offen und frei über diese zu berichten. Dabei sollte die Therapeu-

Leidensdruck, Therapie- und Veränderungsmotivation erfassen

tin versuchen, den Leidensdruck der Patientin auf verschiedenen Ebenen zu erfassen, ihr Informationen über die Symptomatik zu geben und mit ihr gemeinsam zu erarbeiten, wie sie sich einen Weg aus der Erkrankung vorstellen kann. Wichtig ist hierbei zu überprüfen, ob die Patientin zu diesem Zeitpunkt wirklich therapie- und vor allem auch veränderungsmotiviert ist. Nicht selten begeben sich Patientinnen in Therapie, um sich selbst oder auch ihrer Umwelt zu signalisieren, dass sie etwas verändern wollen, letztlich sind sie aber (noch) nicht bereit, mit aller Konsequenz an dem Veränderungsprozess auch zu arbeiten. In diesem Fall läuft die Therapeutin Gefahr, selbst ein aktiver Faktor im fortschrei-

40

tenden Chronifizierungsprozess der Patientin zu werden. Um dies zu verhindern, sollte durch die Vorgespräche erreicht werden, dass sich bei Therapiebeginn ein klar formulierter Behandlungsauftrag mit entsprechend ableitbaren Therapiezielen für Patientin und Therapeut ergibt. Es ist dabei unerlässlich, dass sich Therapeut und Patientin auf ein anzustrebendes Mindestnormalgewicht der Patientin einigen (in der Regel BMI von 20 bei Patientinnen über 18 Jahre) und ebenso eine Normalisierung des Essverhaltens anstreben und beide Ziele von der ersten Therapiestunde an als zentrale Themen der Therapie begriffen werden. Bei der Formulierung dieser Therapieziele kann nicht erwartet werden, dass die Patientin ihre Angst vor der Gewichtszunahme bereits reduziert, aber es muss eine Einigung darüber erreicht werden, dass die Patientin das Ziel hat, sich dieser Angst vor der Gewichtszunahme *zu stellen* und diese reduzieren möchte. Weiterhin sollte die Patientin darauf aufmerksam gemacht werden, dass die Therapie auch nur dann Erfolg haben wird, wenn sie zwischen den Therapiestunden an sich arbeitet, indem sie neue Verhaltensweisen ausprobiert, bestimmte Einstellungen hinterfragt und die dabei teilweise (zumindest kurzfristig) auftretenden negativen „Nebenwirkungen" in Kauf nimmt. Gerade auf Grund des hohen Kontrollbedürfnisses dieser Patientinnen ist es besonders wichtig, dass der therapeutische Prozess mit allen Implikationen (z. B. Rahmenbedingungen im stationären Bereich) von Beginn an *transparent* gemacht wird und die Patientin frühzeitig lernt, Verantwortung für ihr Handeln zu übernehmen. Die dabei immer wieder auftretenden Ängste werden gleichzeitig auch zentrale Bestandteile des Bearbeitungsprozesses in der Therapie sein.

Mindestnormal-gewicht

Transparenz im therapeutischen Vorgehen

3.1.2 Erhebung des psychopathologischen Befundes, zentraler Diagnosen und komorbider Störungen sowie medizinische Gesamtbeurteilung

Zur psychopathologischen Befunderhebung bzw. spezifischer, zur Erfassung der zentralen Diagnosen, ggf. auch subklinischer Störungen oder anderer Symptomkomplexe sowie möglicher komorbider Störungen bietet sich die Durchführung eines strukturierten Interviews z. B. anhand des SKID (Strukturiertes klinisches Interview für DSM-IV; Wittchen et al. (1997) oder des DIPS (Diagnostisches Interview bei psychischen Störungen; Margraf et al., 1991) an. Als sehr hilfreich haben sich auch die Checklisten von Hiller, Zaudig und Mombour (1995) erwiesen, die sowohl zur Diagnosestellung nach ICD-10 als auch DSM-IV vorliegen.

Strukturierte Interviews

Wie bereits erwähnt, sollte insbesondere auf folgende komorbide Störungen geachtet werden (vgl. auch Kap. 1.6): Affektive Störungen, Angst- bzw. Zwangsstörungen, Substanzmissbrauch und -abhängigkeit sowie Persönlichkeitsstörungen.

41

Liegen die genannten komorbiden Störungen vor, so sollte zunächst entschieden werden, inwieweit eine eigenständige oder direkte Behandlung dieser Störungen erforderlich ist und in welcher Reihenfolge dies geschehen soll. Im Erst- bzw. Vorgespräch sollte gemeinsam mit der Patientin geklärt werden, ob es sinnvoll und machbar erscheint, trotz des Vorliegens der komorbiden Störung den Behandlungsschwerpunkt auf die Essstörung zu legen. Oftmals ist es möglich, die Essstörung vorrangig zu bearbeiten und parallel dazu auch auf die komorbide Störung einzugehen. Dies wird vor allem dann der Fall sein, wenn sich die komorbide Störung aus der Essstörung entwickelt hat, wie es beispielsweise bei den affektiven Störungen häufig der Fall ist. Daher ist es wichtig, im Rahmen der Eingangsdiagnostik abzuklären, in welcher Reihenfolge die verschiedenen Störungen (Essstörung, komorbide Störungen) entstanden sind, welche Folgestörungen oder -probleme sich daraus entwickelt haben und wie die komorbiden Störungen hinsichtlich ihres Schweregrades einzuschätzen sind.

Bei *Substanzmissbrauch oder -abhängigkeit* sollte eine Therapie der Essstörung erst dann begonnen werden, wenn sichergestellt ist, dass die Patientin *abstinent* sein kann. Es sollte in diesen Fällen auch ein schriftlicher „Anti-Substanzvertrag" mit der Patientin geschlossen werden, der bei wiederholtem Verstoß die Beendigung der Therapie zur Folge hat. Die Therapie müsste dann in einem anderen Behandlungssetting fortgeführt werden.

Bei schweren affektiven Störungen oder ausgeprägter Zwangssymptomatik kann ggf. auch eine medikamentöse Zusatzbehandlung angezeigt sein. In folgenden Fällen würden wir empfehlen, zunächst mit der Behandlung der komorbiden Störung zu beginnen, um dann anschließend die Behandlung der Essstörung einzuleiten[1]:

Mit der Behandlung der komorbiden Störung beginnen, wenn
– die Patientin nicht abstinent bzgl. des Substanzmissbrauchs oder der Substanzabhängigkeit sein kann. – auf Grund der Schwere der Depression die Patientin stark antriebsvermindert/apathisch ist, unter massiven Schlafstörungen leidet, akut suizidal ist, etc. – auf Grund einer Persönlichkeitsstörung das Interaktionsverhalten der Patientin so beeinträchtigt ist, dass eine Konzentration auf die Essstörung nicht möglich ist bzw. dadurch eine Exazerbation der Verhaltensweisen im Rahmen der Persönlichkeitsstörungen auftritt. Dies ist nicht selten bei Patientinnen mit einer komorbiden Borderline-Persönlichkeitsstörung der Fall, die das problematische Essverhalten (Heißhungeranfälle und/oder Erbrechen) primär zur Gefühlsregulation benutzen.

---

[1] Dies kann natürlich zur Folge haben, dass – vor allem gefährdete anorektische – Patienten im Rahmen von Zwangseinweisungen in einem psychiatrischen stationären Setting behandelt werden müssen.

Bei Patientinnen mit Essstörungen sollte auf Grund der vielfältigen medizinischen Risiken (vgl. Kap. 4.4.2) vor Behandlungsbeginn in jedem Fall eine umfassende medizinische Untersuchung durch einen Arzt für Allgemeinmedizin bzw. einen Facharzt für Innere Medizin durchgeführt werden. In Abstimmung mit diesen Kollegen sollte auch die Entscheidung des adäquaten Behandlungssettings getroffen werden.

Medizinische Untersuchung

3.1.3 Anamneseerhebung und subjektives Krankheitsmodell

Die Anamneseerhebung hat die Zielsetzung, die spezifische Vorgeschichte der Essstörung zu erfassen. Mit ihrer Hilfe sollen die spezifischen Faktoren identifiziert werden, die zur Krankheitsentstehung geführt haben, deren Entwicklung positiv oder negativ beeinflusst haben und möglicherweise heute noch zur Aufrechterhaltung der Störung beitragen. Zusätzlich kann sie dazu dienen, die wichtigsten biografischen Daten der Patientin, ihre soziale und familiäre Situation sowie mögliche familiäre Erkrankungen zu erfassen. Im Rahmen eines verhaltenstherapeutischen Vorgehens wird die Erhebung der Vorgeschichte oder Genese der Störung, der Biografie und sozialer und familärer Aspekte oft als Teil der Problemanalyse (vgl. Bartling et al., 1992; siehe nachfolgender Abschnitt) aufgefasst. Dies schließt auch Aspekte des subjektiven Krankheitsmodells der Patientin ein, d. h. ihre subjektiven Vorstellungen über die Entstehung und Aufrechterhaltung der Symptomatik. Darüber hinaus sollten aber zudem Informationen erhoben werden, die über die reine Störungsperspektive hinausgehen und eine Gesamtbetrachtung der Patientin mit all ihren Stärken und Schwächen einschließlich ihrer sozialen Bezüge ermöglichen. Diese Informationen ermöglichen ein ressourcenorientiertes Arbeiten.

Spezifische Faktoren der Krankheitsentstehung

Subjektives Krankheitsmodell

Zur Erhebung der Informationen bietet sich neben dem Gespräch auch der Einsatz von störungsspezifischen und störungsübergreifenden Fragebögen und/oder standardisierten bzw. halbstandardisierten Interviews an (vgl. Kap. 1.6). Einen guten Überblick über die allgemeine Lebenssituation und Biografie erhält man anhand des Fragebogens zur Lebensgeschichte (Lazarus, 1978). Zur spezifischen Erfassung der Vorgeschichte der Essstörung, ihrer möglichen Funktionalität und des Krankheits- und Veränderungsmodells haben sich aus unserer Erfahrung die folgenden Fragen als hilfreich erwiesen (vgl. auch die Karte im Anhang des Buches):

Fragen zur Diagnostik und Vorgeschichte:
– *Seit wann* leiden Sie an Ihrer Essstörung? *Wann* und in *welcher Reihenfolge* haben die *spezifischen Symptome* (z. B. Heißhungeranfälle, Erbrechen bzw. andere Kompensationsmechanismen, Gewichtsverlust, Unzufriedenheit mit Figur und Gewicht) begonnen?

- *Wie häufig* treten die spezifischen Symptome (Heißhungeranfälle, Erbrechen, andere Kompensationsmaßnahmen) derzeit auf?
- Falls Erbrechen bejaht wird: Wie wird es herbeigeführt?
- Wie häufig haben Sie schon eine Diät gemacht? Welche Art? Wie viel Gewicht haben Sie jeweils verloren (vgl. Gewichtskurve)?
- Hat sich Ihre Essstörung über die Zeit verändert? Bitte beschreiben Sie genau, inwieweit sich im Laufe der Jahre oder Monate Veränderungen ergeben haben und wodurch diese bedingt waren.
- Inwieweit fühlen Sie sich durch die Störung beeinträchtigt?
- Gewicht als Kind (normal, übergewichtig, untergewichtig)?
- Gewicht der Eltern (normal, übergewichtig, untergewichtig)?
- Essstörungen in der Familie (Eltern, Geschwister)?

Auslöser und subjektives Krankheitsmodell:

- Haben Sie eine Erklärung dafür, warum die Essstörung *zu diesem Zeitpunkt* begonnen hat? Was könnte dafür mitverantwortlich gewesen sein?
- Wie erklären Sie sich, dass *Sie* eine solche Störung entwickelt haben?
- Welche Probleme/Konflikte/Schwierigkeiten in anderen Bereichen Ihres Lebens sind Ihrer Meinung nach mit bedingt durch Ihre Essstörung?

Funktionalität der Essstörung:

- Wer weiß von Ihren Mitmenschen von dieser Störung?
- Wie reagieren diese auf Ihre Essstörung?
- Wie würden diese reagieren, wenn Sie keine Essstörung mehr hätten?
- Wie würde Ihr Leben aussehen, wenn die Störung nicht mehr bestehen würde? Bitte beschreiben Sie dies so genau wie möglich.
- Was würde Ihnen fehlen, wenn sie „symptomfrei" wären?
- Gibt es positive Seiten der Essstörung (z.B. Entlastungen, Rücksichtnahmen)?
- Durch welche Faktoren wird Ihre Essstörung heute aufrechterhalten? Welche Faktoren verhindern, dass Sie darauf verzichten können?

Selbsthilfeversuche:

- Was haben Sie bisher unternommen, um die Störung zu beseitigen?
- Was davon war hilfreich, was kontraproduktiv? Wie erklären Sie sich das?

Therapieziele und Erwartungen an die Therapie:

- Was genau wollen Sie im Rahmen der Therapie bzgl. Ihrer Essstörung verändern?
- Was soll im Rahmen der Therapie Ihr Part, was der des Therapeuten sein?
- Sind Sie sicher, dass Sie zum jetzigen Zeitpunkt die Kraft haben, die Störung anzugehen? Wenn ja, was macht Sie so sicher?
- Welche Unterstützung benötigen Sie, um die Störung zu bearbeiten?
- Welche Ressourcen können Sie zur Überwindung der Störung einsetzen?

Um die Entwicklung der Essstörung aufzuzeigen und deren Verlauf in Zusammenhang mit bestimmten Lebensereignissen oder emotionalen Zuständen zu bringen empfiehlt es sich, bei allen Patientinnen retrospektiv eine *anamnestische Gewichtskurve* erstellen zu lassen. Die Patientin notiert ihren Gewichtsverlauf vom Beginn ihrer Essstörung an bis zum aktuellen Zeitpunkt. Starke Veränderungen oder Schwankungen im Gewicht können mit entsprechenden auslösenden Ereignissen in Beziehung gesetzt werden. Dies können Veränderungen der sozialen Situation sein (z. B. Umzug,

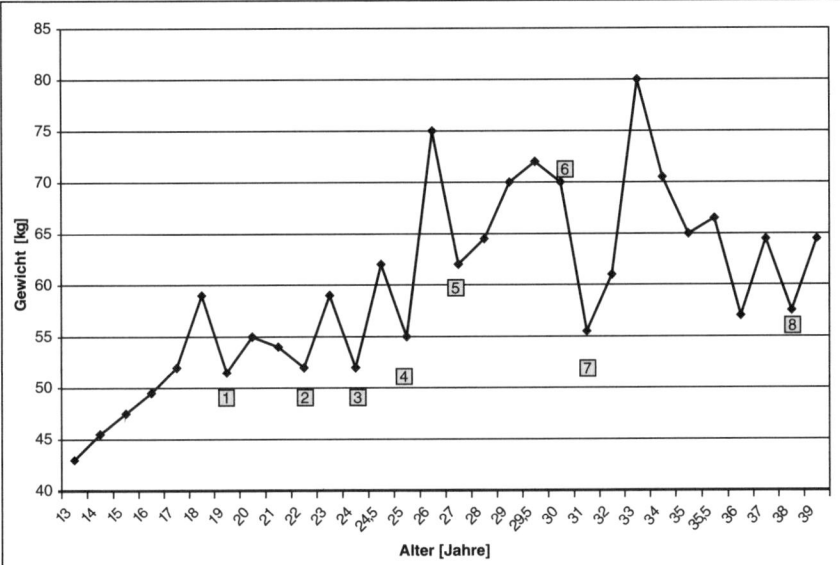

1. Normale Gewichtszunahme im Rahmen der Pubertät bis 59 kg. Mit 18 Jahren erstmals deutlicher Gewichtsverlust (7 kg) im Zusammenhang mit den Abiturprüfungen (hoher Anspruch an gutes Ergebnis).
2. Mit 20 Jahren Auszug von zuhause und Umzug in gemeinsame Wohnung mit meinem Freund. Der Auszug ist mir schwergefallen: leichter Gewichtsverlust (3 kg); anschließend wieder auf mein ursprüngliches Gewicht zugenommen.
3. Erneuter Gewichtsverlust (7 kg) im Zusammenhang mit Problemen in meiner Ehe.
4. Durch die erste Schwangerschaft, dann aber wieder deutliche Gewichtszunahme; nach der Geburt habe ich aber relativ schnell wieder mein altes Gewicht erreicht.
5. In der zweiten Schwangerschaft habe ich sehr viel zugenommen (fast 20 kg); diesmal dauerte es länger, bis ich mein früheres Gewicht wieder erreicht hatte.
6. Bei meiner zweiten Tochter wurde die Diagnose einer ADS gestellt, nachdem wir bereits seit einiger Zeit erhebliche Probleme mit ihr hatten; ich fühlte mich damit ziemlich allein gelassen und nahm langsam wieder ab.
7. Die Probleme in meiner Ehe spitzten sich zu, was zu weiterer Gewichtsabnahme führte.
8. Berufliche Sorgen, fühlte mich von meinem Arbeitgeber und teilweise auch von den Kollegen schlecht behandelt, was wiederum zu verstärktem Hungern führte und dann im Laufe der Jahre zu stetigem Gewichtsverlust.

Abbildung 4:
Beispiel für eine Anamnestische Gewichtskurve

Auslösende Faktoren	– Mit 12 Jahren veränderte sich mein Körper sehr stark, da ich früh in die Pubertät kam.
	– Ich hatte einen großen Busen bekommen und alle glotzten mich an.
	– Ich fühlte mich in meinem Körper gar nicht wohl, was mein Selbstbewusstsein sehr negativ beeinflusste.
	– Es war insgesamt auch eine schwierige Zeit, da sich mein Vater 2 Jahre zuvor von meiner Mutter getrennt hatte, worauf diese sehr depressiv geworden war.
	– Ich konnte (wollte?) meine Mutter nicht damit belasten, da es ihr sowieso nicht gut ging. Außerdem hat sie selbst einen großen Busen und hatte immer Schwierigkeiten mit ihrem Gewicht.
	– Ich zog mich immer mehr zurück und trug keine eng anliegenden Kleider (Pullover etc.) mehr.
	– Ich begann immer mehr, auf mein Essen zu achten, versuchte Lebensmittel, die „dick machen", wegzulassen. Das gelang mir aber nicht gut und ich übertrat immer häufiger meine selbstgesetzten „Gebote".
	– Ich wurde immer unglücklicher, traute mich kaum noch in den Spiegel zu schauen oder mich auf die Waage zu stellen, da ich befürchtete, zugenommen zu haben.
Weitere Entwicklung/ Lösungs- versuche	– Ich zog mich nur noch zurück, hatte keine Lust mehr in die Schule zu gehen, obwohl ich eine sehr gute Schülerin war.
	– Besonders hart traf mich, als meine beste Freundin sich verliebte und nun auch noch weniger Zeit für mich hatte.
	– An meinem 16. Geburtstag beschloss ich, innerhalb von 4 Wochen 5 kg abzunehmen, was mir erstaunlich gut gelang und wodurch ich mich wunderbar fühlte.
	– Ich setzte mir daraufhin immer tiefere Gewichtsgrenzen, und schließlich drehte sich mein ganzes Denken und Handeln nur noch um mein Essen und das Gewicht.
	– Ich fühlte mich stark, war auch stolz darauf, etwas Besonderes zu sein.
Heutige Problem- bereiche	– Ich kann nur noch an Essen und Gewicht denken.
	– Meine Konzentrationsfähigkeit hat deutlich abgenommen.
	– Ich fühle mich häufig schwach und nicht mehr leistungsfähig.
	– Ich habe große Angst vor einer Gewichtszunahme.
	– Ich mag meinen Körper überhaupt nicht.
	– Ich habe kein Gefühl mehr fürs Essen. Ich weiß nicht, wann ich hungrig oder satt bin.
	– Ich kann viele Dinge überhaupt nicht mehr essen, weil ich sonst befürchte, die Kontrolle zu verlieren.
	– Die Spannungen mit meiner Mutter haben sehr zugenommen. Ich bin häufig aufbrausend und ungerecht.
	– Ich fühle mich sehr isoliert, habe den Kontakt zu Gleichaltrigen verloren.
	– Ich habe Angst vor den Folgen meiner Essstörung.
	– Ich bin häufig sehr depressiv und hoffnungslos.
	– Ich traue mir nichts mehr zu.
	– Ich habe Angst vor der Zukunft.
	– Ich bin sehr verunsichert in Gegenwart von Fremden.
	– Ich kann auch nicht mehr in der Öffentlichkeit essen.
	– Ich weiß überhaupt nicht, wie es nach dem Abi weitergehen soll.
	– Obwohl ich eigentlich gerne studieren würde, traue ich mich nicht, von zu Hause auszuziehen.
	– Etc.

Abbildung 5:
Zusammenhang zwischen der Vorgeschichte der Essstörung und heutiger Symptomatik

Trennung vom Partner, Auszug aus dem Elternhaus) und/oder bestimmte gefühlsmäßige Verfassungen (z. B. starke Verunsicherung, Enttäuschung, Einsamkeit). Dabei kommt es nicht darauf an, dass alle Zeit- und Gewichtsangaben hundertprozentig genau erinnert werden, sondern dass die Patientin ein Gefühl dafür entwickeln kann, ihre Essstörung (bzw. Veränderungen in ihrem Gewicht) nicht isoliert zu betrachten, sondern funktional in Beziehung zu anderen Lebensbereichen zu sehen. Zusammenhänge, die aus dieser anamnestischen Betrachtung des Gewichtsverlaufs aufgezeigt werden, können dann auch als Hinweise für die mögliche Funktionalität der aktuellen Essstörung verwendet werden (vgl. Abbildung 4).

Nach Abschluss der Anamneseerhebung im Rahmen der ersten Therapiestunden können Patientin und Therapeutin ein erstes *vorläufiges* Bedingungsmodell (Modell der Störungsentwicklung und -aufrechterhaltung) formulieren. Ein entsprechendes Beispiel ist in Abbildung 5 dargestellt. Dieses Modell sollte dann kontinuierlich im Verlauf der Therapie bzw. im Rahmen der ausführlichen Problemanalyse präzisiert werden.

3.1.4 Problemanalyse: Entwicklung eines funktionalen Bedingungsmodells

Ein wesentlicher Bestandteil eines kognitiv-verhaltenstherapeutischen Vorgehens besteht in der Formulierung eines individuellen funktionalen Bedingungsmodells der Störung im Rahmen einer ausführlichen Problemanalyse. Dies dient dann als Grundlage für eine individuelle Therapieplanung. Die Formulierung des funktionalen Bedingungsmodells beinhaltet einerseits die Identifikation der *ursprünglich auslösenden Bedingungen* oder *Risikofaktoren*, die die Basis für die Genese der Störung gebildet haben und deren Veränderung im Verlauf der Störungsentwicklung. Sie umfasst aber auch die Identifikation der *derzeitigen Steuerungsbedingungen*, durch die das pathologische Essverhalten (z. B. restriktives Essverhalten, Heißhungeranfälle, kompensatorische Maßnahmen) ausgelöst und aufrechterhalten werden. Beides sollte zunächst getrennt voneinander betrachtet werden. In der Praxis dürfte die überwiegende Zahl der ursprünglich auslösenden Faktoren für die Aufrechterhaltung der Störung eher von geringer Bedeutung sein. Dies sollte aber im Einzelfall geprüft werden.

Individuelles funktionales Bedingungsmodell

Zunächst sollen die Patientinnen ein möglichst genaues Bild ihres aktuellen Essverhaltens bekommen und die spezifischen Auslöser für das Auftreten von Heißhungeranfällen, Nicht-Essen und/oder Diäthalten identifizieren lernen (Mikroanalyse der Essstörung). Möglichkeiten zur Identifikation dieser Auslösebedingungen werden in Kapitel 4.1.3 genauer beschrieben.

Mikroanalyse der Essstörung

Zu den *ursprünglichen* Auslösebedingungen für die Entstehung der Störung gehören von Geburt an bestehende Vulnerabilitäten (z. B. Frühgeburt,

Geburtstraumen) bzw. familiäre Risikofaktoren (z. B. psychische Störungen der Eltern), Risikofaktoren in der frühen Kindheit, spezifische biografische Bedingungen und Belastungen sowie auslösende Faktoren im unmittelbaren Vorfeld der Erkrankung (vgl. Kap. 2.1).

Elemente der Problemanalyse (Beispiel)	
Genese: Risikofaktoren/prädisponierende Bedingungen/ besondere biografische Bedingungen und familiäre Belastungen	Bereits als Kind hohe Bedeutung von Figur und Gewicht durch Teilnahme am Leistungssport (Ballett); starkes Bemühen der Eltern möglichst nicht unangenehm aufzufallen (negatives Elternmodell hinsichtlich spezifischer sozialer Fertigkeiten bzw. ungünstige Lernbedingungen für den Erwerb assertiver Kompetenzen); beide Elternteile zeigen impulsive Merkmale: Mutter leidet an bipolarer Störung, Vater hat(te) erhebliche Alkoholprobleme (mögliche biologische Vulnerabilität)
Genese: Unmittelbar auslösende Bedingungen	Beendigung des Leistungssportes, daran anschließend deutliche Gewichtszunahme; in der Folge massive Hänseleien durch Mitschüler wegen ihrer Figur; Versuch der Kompensation über kosmetische Operation (Fett absaugen); anschließend „Extremdiät"; Trennung und nachfolgende Scheidung der Eltern
Funktionsanalyse: Aufrechterhaltende Bedingungen	Restriktives Essverhalten bzw. chronisches Diätverhalten; kompensatorische Maßnahmen im Anschluss an Heißhungeranfälle wirken kurzfristig negativ verstärkend, langfristig führen sie zur Zunahme körperlicher und psychischer Beschwerden sowie interpersoneller Probleme; generell verminderte Impulskontrollfähigkeiten fördern impulsive Verhaltensweisen zusätzlich; Selbstwertgefühl ist überwiegend auf Figur und Gewicht ausgerichtet, es gibt wenige alternative Bereiche der Selbstwertstabilisierung; mangelnde soziale Kompetenzen im Äußern und Durchsetzen eigener Bedürfnisse und im Umgang mit Konflikten wirken zusätzlich selbstwertschwächend
Funktionsanalyse: Zentrale Regeln und Pläne	– Enttäusche wichtige Personen (Eltern, Freunde) auf keinen Fall – Verhindere, dass andere schlecht über dich denken können – Vermeide Nähe (damit der andere deine „Schattenseiten" nicht entdeckt) – Vermeide Alleinsein/Ruhe/Langeweile – Nur wenn ich dünn bin, werden andere mich mögen oder respektieren
Verhaltensexzesse:	Impulsivität (Essverhalten, Trinkepisoden), Überaktivität
Verhaltensdefizite:	Umgang mit reizarmen Phasen (Alleinsein, Ruhe), Entspannungsfähigkeit, Problemlösefertigkeiten, Konfliktfähigkeit
Verhaltensaktiva / Ressourcen:	Hohe Intelligenz, Introspektionsfähigkeit und schnelle Auffassungsgabe, Kontaktfreudigkeit bzw. Offenheit im Kontakt, Ausdauer und Hartnäckigkeit im Umgang mit selbstgesetzten Zielen

Abbildung 6:
Beispiel für eine Bedingungs- und Funktionsanalyse bei einer Patientin
mit Bulimia nervosa

Aus der Zusammenschau der ursprünglichen und derzeitigen Steuerungsbedingungen der Essstörung können dann die wesentlichen aufrechterhaltenden Bedingungen sowie die übergeordnete Funktion der Essstörung gemeinsam mit der Patientin entwickelt werden (Funktionsanalyse). Ein Beispiel, das die wesentlichen Elemente der Bedingungs- und Funktionsanalyse einer bulimischen Patientin auf den verschiedenen Ebenen zusammenfasst, ist in Abbildung 6 dargestellt.

Funktionsanalyse der Essstörung

3.1.5 Motivationsabklärung und Motivierung

Aspekte der Motivation spielen in der Behandlung essgestörter Patientinnen eine große Rolle, da die Motivation zu Veränderungen bei diesen Patientinnen oftmals sehr ambivalent ist. Daher stellen sowohl die Abklärung der Motivation wie auch Strategien zur Motivierung wesentliche Therapiebestandteile dar. Einige Punkte wurden bereits im Zusammenhang mit den Inhalten des Vorgesprächs und der Anamneseerhebung angesprochen. Als wichtige Grundvoraussetzung sei nochmals auf eine unterstützende therapeutische Haltung hingewiesen, die der Patientin signalisiert, dass ihre Ängste und Befürchtungen ernst genommen werden und ihr dadurch ermöglicht wird, offen und frei über diese zu berichten. Einige weitere Punkte sollen hier nochmals ausdrücklich erwähnt werden.

Motivierung ist wesentlicher Therapiebestandteil

Eine Patientin zu einer Gewichtszunahme, Akzeptanz eines „gesunden" Gewichts und Veränderung ihres Essverhaltens zu motivieren, ist in der Regel nicht einfach. Aus unserer Sicht haben sich aber folgende Strategien als hilfreich erwiesen:

Zunächst sollten die individuellen Ängste und Befürchtungen, die an eine Gewichtszunahme geknüpft sind, erfasst werden (bspw. „ich werde nicht mehr aufhören können zuzunehmen und fett werden"; „niemand wird mich mögen, wenn ich zunehme"). Gemeinsam mit der Patientin kann dann überlegt werden, wie realistisch derartige Befürchtungen sind.

Bereits im Erstgespräch sollte die Patientin auf die Bedeutung der körperlichen und physiologischen Bedingungen, die für das Auftreten von Heißhungerattacken und Erbrechen mitverantwortlich sind, sowie die körperlichen, psychischen und sozialen Folgen von chronischem Diäthalten hingewiesen werden. Dazu können die wichtigsten empirischen Befunde (s.u.) zusammengefasst werden, vor allem auch um eine möglicherweise indizierte Gewichtszunahme zu begründen; eine ausführliche Darstellung und Diskussion findet später im Rahmen der Informationsvermittlung (Kap. 4.1.2) statt.

Motivierend für eine Gewichtszunahme und/oder eine Veränderung des Essverhaltens kann der Hinweis auf die *individuell* vorliegenden Begleit-

oder Folgeerscheinungen der Essstörung (z. B. ständige Beschäftigung mit Essen, depressive Stimmung, Stimmungsschwankungen, Konzentrations- störungen, körperliche Veränderungen) sein. Bei den meisten Patientinnen, die bereits seit längerer Zeit an einer Essstörung leiden, bestehen entspre- chende Begleit- oder Folgeerscheinungen. Diese werden allerdings häufig als unterschiedlich belastend wahrgenommen. Es sollte nicht darum gehen, mit bestimmten Folgeschäden zu „drohen", sondern die Patientinnen sach- lich über körperliche und psychische Symptome zu informieren, mit deren Veränderung ohne eine Gewichtsstabilisierung nicht zu rechnen ist.

Auch das Zurückdenken an Zeiten, in denen noch keine Essstörung be- stand und der damalige Umgang mit dem (meist höheren!) Gewicht kann eine Hilfe für Patientinnen mit großen Ängsten vor einer Gewichtszunah- me sein.

Schließlich kann der Patientin auch verdeutlicht werden, dass sie die Ge- wichtszunahme im Rahmen der Behandlung als einen Versuch, ein „Expe- riment" ansehen kann, anhand dessen sie überprüfen kann, ob es ihr lang- fristig in vielen Bereichen ihres Lebens besser geht. Die meisten Patientinnen sind sich durchaus bewusst, dass Zunehmen für sie schwieri- ger als Abnehmen ist.

Hat eine Patientin auch nach sorgfältiger Information und Vorbereitung auf die Behandlung immer noch große Vorbehalte (z. B. in Bezug auf eine not- wendige Gewichtszunahme), so wird eine Phase der Motivierung erforder- lich sein, in der es primär um diese Ängste und Befürchtungen geht, bevor konkrete Veränderungsschritte geplant werden können. Allerdings sollte die Therapeutin auch hier (s. u.) eine begrenzte Zeit für die weitere Motivie- rung (z. B. 2 bis 3 Monate) festlegen und nicht über Monate mit der Patien- tin arbeiten, ohne dass konkrete Veränderungsschritte vereinbart, umge- setzt und überprüft werden.

„Strategien zur Motivierung" zu einer Gewichtszunahme:

– Generell: Unterstützende therapeutische Grundhaltung und Akzeptanz der Ängste und Befürchtungen
– Konkrete Erfassung der individuellen Befürchtungen, die an eine Ge- wichtszunahme geknüpft sind; ggf. Korrektur der Befürchtungen
– Information: Hinweis auf physiologische Bedingungen, die zur Ent- stehung und Aufrechterhaltung von Heißhungeranfällen und Erbrechen beitragen
– Besprechen der individuell vorliegenden Begleit- oder Folgeerschei- nungen der Essstörung
– Bedeutsamkeit von Figur und Gewicht während früherer Zeiten ohne Essstörung
– Angebot, Gewichtszunahme als „Experiment" anzusehen

3.2 Hinweise zur Indikation

Die Frage der Indikationsstellung für eine kognitiv-verhaltenstherapeutische Behandlung bei Patientinnen mit Essstörungen lässt sich aus Mangel an klaren, empirisch abgesicherten Kriterien eher auf dem Hintergrund pragmatischer Überlegungen beantworten. Die nachfolgend im Kapitel 4 vorgestellten kognitiv-behavioralen Therapieelemente sind sowohl für die Anwendung bei anorektischen wie auch bulimischen Patientinnen und für den Einsatz im ambulanten wie stationären Rahmen gedacht. Allerdings stellt unseres Erachtens bei bulimischen Patientinnen ohne schwerwiegende komorbide Störungen ein ambulantes Vorgehen die Therapie der ersten Wahl dar, während bei anorektischen Patienten ein stationäres Vorgehen als Therapie der ersten Wahl anzusehen ist.

Nach den Empfehlungen der American Psychiatric Association (APA, 2000) liegt bei der Anorexia nervosa in folgenden Fällen eine klare Indikation zur stationären Aufnahme vor:

Indikation zur stationären Behandlung bei Anorexia nervosa

- Verlust von mehr als 30 % des Ausgangsgewichts, vor allem bei rascher Gewichtsabnahme (innerhalb von drei Monaten oder weniger).
- Unterschreiten eines Gewichtes von BMI < 14.
- Ausgeprägte somatische Folgeerscheinungen: Unter anderem Elektrolytentgleisungen, Hypothermie, Hinweise auf ein erhöhtes kardiales Risiko, Niereninsuffizienz.
- Schwerwiegende Begleiterscheinungen, z.B. durch die Essstörung bedingte schlechte Stoffwechselkontrolle bei Diabetes mellitus.

Ambulantes vs. stationäres Vorgehen

Auf dem Hintergrund eigener Erfahrungen würden wir jedoch anorektischen Patientinnen bereits ab einem BMI ≤ 16 eine stationäre Therapie mit anschließender ambulanter Weiterbehandlung empfehlen. Auch hoch motivierte anorektische Patientinnen mit deutlichem Untergewicht sind im ambulanten Setting mit 1 bis 2 Therapiestunden/Woche in der Regel damit überfordert, die notwendigen Veränderungsschritte in den Bereichen Essverhalten und Gewicht konsequent umzusetzen.

Da es nicht selten vorkommt, dass anorektische Patientinnen sich in ambulante Behandlung begeben, ohne zunächst von der Notwendigkeit einer stationären Therapie überzeugt zu sein, kann es sich als sinnvoll erweisen, in einem ersten Schritt auch eine ambulante Therapie einzuleiten. In diesem Fall sollte die Therapeutin aber – falls sie die Therapie überhaupt übernimmt – klarstellen, dass dies nur ein *Therapieversuch* sein kann, der an die folgenden Vereinbarungen gebunden ist:

> ## Vereinbarungen bei ambulanter Behandlung anorektischer Patientinnen:
>
> – Die Behandlung wird nur begonnen, wenn eine *Mitbehandlung* durch einen Facharzt/Fachärztin für Innere Medizin oder Allgemeinmedizin gegeben ist und diese den ambulanten Behandlungsversuch unterstützen.
> – *Obligate Therapieziele:*
>   – kontinuierliche Gewichtszunahme von mindestens 500g/Woche und regelmäßige Kontrolle durch Facharzt.
>   – Aufgabe des restriktiven Essverhaltens und kontinuierlicher Einbezug von bisher vermiedenen Lebensmitteln.
>   – Als Mindestnormalgewicht (Zielgewicht) wird ein BMI von 20 festgelegt.
>   – Bei weiterer Gewichtsabnahme wird die Therapie abgebrochen.
> – Zunächst werden max. 20 Therapiestunden vereinbart. Spätestens danach sollte geprüft werden, ob die vereinbarten Therapieziele im ambulanten Bereich erreichbar sind.

Chronifizierung im Rahmen der Therapie

Entschließt sich die Therapeutin zu einem solchen Vorgehen, so sollte sie unbedingt deutlich machen, dass sie die Therapie im ambulanten Bereich nur fortsetzen wird, wenn klare, objektivierbare Veränderungen im Sinne der oben genannten Therapieziele erkennbar sind. Wird dies versäumt, besteht u. E. die Gefahr, durch das therapeutische Vorgehen indirekt zu einer Chronifizierung der Symptomatik beizutragen. Daher sollte man sich bei jedem ambulanten Therapieversuch anorektischer Patientinnen immer im Klaren darüber sein, dass man dadurch unter Umständen die Patientin (und/oder auch die Angehörigen) in ihrer Wahrnehmung unterstützt, dass es sich hierbei um eine nicht ganz so schwerwiegende Symptomatik handelt. Auf Grund dieser Überlegung kann es in manchen Fällen verantwortungsbewusster sein, eine ambulante Behandlung *nicht* zu beginnen und der Patientin die Notwendigkeit einer stationären Intervention zu unterbreiten, selbst wenn die Patientin sich im Moment nicht dazu entschließen kann. Die Frage einer *Zwangseinweisung* stellt sich vor allem dann, wenn der Krankheitsprozess soweit fortgeschritten ist, dass eine akute Gefährdung der Patientin vorliegt, die aber von ihr geleugnet wird.

Während bei der überwiegenden Mehrzahl der bulimischen Patientinnen mit einer ambulanten Behandlung deutliche positive Veränderungen erzielt werden können, kann es auch bei diesen Patientinnen zu einer gravierenden Gefährdung kommen, so dass eine stationäre Therapie notwendig erscheint.

> ## Indikation zur stationären Behandlung bei Bulimia nervosa
>
> – Massive Ausprägung der Symptomatik, zunehmender Kontrollverlust über das Essverhalten und damit verbundener hoher Leidensdruck.

- Erhebliche psychiatrische Begleitsymptomatik, insbesondere depressive Störungen mit Suizidgefährdung, Krisen im Zusammenhang mit Persönlichkeitsstörungen und Missbrauch psychotroper Substanzen (vor allem bei anamnestisch bekannter Neigung zu Impulsdurchbrüchen).
- Versagen der ambulanten Behandlung, vor allem dann, wenn auf Grund ungünstiger Lebensumstände (soziale Isolierung, familiäre Konflikte, Probleme im schulischen oder beruflichen Umfeld) ein Milieuwechsel angezeigt erscheint.

Im stationären Setting (vgl. Kap. 4.4.4) lassen sich selbst bei diesen schwer kranken Patientinnen gute Therapieerfolge erzielen. Trotzdem würden wir in nahezu jedem Fall eine ambulante Behandlung als vorrangiges Vorgehen empfehlen, da die strukturierende Hilfestellung der stationären Rahmenbedingungen dort nicht besteht, und die Patientinnen nach der Entlassung aus der Klinik und mit dem Wegfall dieser Strukturen Gefahr laufen, relativ schnell wieder rückfällig zu werden.

4 Behandlung

4.1 Kognitive Verhaltenstherapie: Ziele und Behandlungsschwerpunkte

Nachfolgend werden die Ziele, Schwerpunkte und Behandlungselemente eines kognitiv-verhaltenstherapeutischen Vorgehens bei Essstörungen beschrieben. Die Ziele und Schwerpunkte mit den jeweils dazugehörigen Behandlungselementen oder „Bausteinen" der Therapie sind in Tabelle 9 im Überblick dargestellt.

Die wesentlichen Elemente dieses Vorgehens wurden im Rahmen einer Vielzahl von Therapiestudien überprüft (vgl. Kap. 4.2) und stellen sowohl aus wissenschaftlicher wie auch praktischer Sicht Standardelemente der Behandlung dar. Es kann davon ausgegangen werden, dass sie zum überwiegenden Teil für alle großen diagnostischen Kategorien von Essstörungen (Bulimia nervosa, Anorexia nervosa, Binge Eating im Allgemeinen) Gültigkeit haben (vgl. Tabelle 9). Wir haben uns daher entschlossen, das Vorgehen nicht jeweils getrennt für die einzelnen Störungsbilder zu schildern, sondern im Folgenden nur an den Stellen, an denen ein anderes oder spezifischeres Vorgehen angezeigt ist, die Besonderheiten hervorzuheben.

Standardelemente in der Behandlung von Essstörungen

Tabelle 9:
Ziele und Behandlungselemente bei AN, BN und BED

Ziel	Behandlungselemente	Relevant für AN	BN	BED
1. Normalisierung von Essverhalten und Gewicht	– Problemanalyse: Identifikation auslösender und aufrechterhaltender Bedingungen für gestörtes Essverhalten (Selbstbeobachtung)	✓	✓	✓
	– Anamnestische Gewichtskurve	✓	✓	✓
	– Normalisierung des Essverhaltens	✓	✓	✓
	– Abbau der „schwarzen Liste"	✓	✓	✓
	– Umgang mit Heißhungeranfällen und Erbrechen	✓	✓	✓*
	– Stimuluskontrolle und Reaktionsverhinderung	✓	✓	✓*
	– Stationäre Maßnahmen zur Gewichtsstabilisierung	✓	–	–
2. Bearbeitung der zu Grunde liegenden Problembereiche	– Problemanalyse	✓	✓	✓
	– Zielorientierte Problembereichsbearbeitung	✓	✓	✓
	– Kognitive Techniken	✓	✓	✓
	– Andere spezifische Techniken: z. B. soziales Kompetenztraining, Einbezug von Familie/Familientherapie/Familienberatung, Einbezug des Partners/Partnertherapie/Paarberatung	✓	✓	✓
3. Verbesserung der Körperwahrnehmung und -akzeptanz	– Körperübungen, Körpererfahrung	✓	✓	✓
	– Kognitive Techniken	✓	✓	✓

* Da bei Binge-Eating-Störungen kein Erbrechen auftritt, bezieht sich dieses Behandlungselement jeweils auf Heißhungeranfälle.

Untergewicht stellt Besonderheit in der Behandlung dar

Dies betrifft insbesondere den Umgang mit *untergewichtigen* Patientinnen. In der Regel sind es anorektische Patientinnen, bei denen der Umgang mit dem Gewicht auf Grund des massiven Untergewichts ein besonderes (und meist stationäres) Vorgehen erforderlich macht. Bei normalgewichtigen bulimischen Patientinnen und bei bulimischen Patientinnen im Gewichtsbereich zwischen einem BMI von 17.5 bis 20 sind stationäre Maßnahmen der Gewichtssteigerung meist nicht erforderlich. Auch wenn das Gewicht unter ihrem „gesunden" oder „Set-point-Gewicht" liegt, kann eine Gewichtssteigerung oder -stabilisierung ambulant erfolgen. Für Patientinnen mit Binge-Eating-Störungen stellt die Stabilisierung des bestehenden Gewichts meist die größere Herausforderung dar. Bei diesen Patientinnen richten sich die Strategien zum Umgang mit der spezifischen Symptomatik auch primär auf die Kontrolle der Heißhungeranfälle.

Vor allem zur Behandlung der Bulimia nervosa liegen inzwischen mehrere Therapiemanuale vor, die detaillierte Angaben zum genauen Vorgehen bzw.

der Abfolge einzelner Behandlungselemente machen (Agras & Apple, 1997;
Fairburn et al., 1993; Jacobi et al., 1997). Die Manuale wurden in den letzten Jahren für Binge-Eating-Störungen angepasst. Die manualisierte Form der Therapiedurchführung stellt vor allem für Therapeuten, die mit den Störungsbildern und deren Behandlung wenig vertraut sind, eine Hilfe in der Durchführung und Einhaltung der wesentlichen, gut erprobten Behandlungselemente dar.

Im klinisch-praktischen Setting wird aber oftmals ein standardisiertes Vorgehen über 20 Sitzungen den individuellen Problembereichen der Patientinnen nicht ausreichend gerecht. Wir beschränken uns daher hier auf die Beschreibung der wesentlichen Therapieelemente, die auch Bestandteil eines individuell angepassten, flexibleren Vorgehens sein können.

4.1.1 Vermittlung des Therapierationals

Im Zentrum kognitiv-verhaltenstherapeutischer Behandlungsansätze von Essstörungen steht ein chronisch restriktives (gezügeltes) Essverhalten und ein – auf dem Hintergrund einer übermäßigen Bedeutsamkeit von Figur und Gewicht und eines niedrigen Selbstwertgefühls – verzerrtes Gewichts- bzw. Schlankheitsideal. Chronisches Diäthalten, Untergewicht bzw. ein für die betreffende Person unrealistisch niedriges Gewicht dienen dazu, das niedrige oder labile Selbstwertgefühl und die damit zusammenhängenden Problembereiche und Defizite zu kompensieren. Gleichzeitig begünstigen Nahrungsrestriktion und zu niedriges Gewicht aber i.S. einer körperlichen Gegenregulationsmaßnahme das Auftreten von Heißhungeranfällen und den nachfolgenden kompensatorischen Maßnahmen.

Heißhungeranfälle und Erbrechen können über die körperliche Gegenregulation hinaus aber auch durch andere Faktoren aufrechterhalten werden, die im Einzelfall zu erfassen sind. Oftmals haben die Heißhungeranfälle eine spannungsregulierende Funktion. Sie können z.B. der Regulierung unangenehmer Gefühlszustände wie z.B. Angst, Frustration, Wut, Enttäuschung oder Traurigkeit dienen, während den Patientinnen keine angemesseneren Fertigkeiten bzw. alternativen Konfliktlösungsmöglichkeiten zur Verfügung stehen.

Die Kognitive Verhaltenstherapie soll den Kreislauf von verzerrtem Gewichtsideal, diätischem Essverhalten, defizitärem Selbstwertgefühl bzw. mangelnden alternativen Konfliktbewältigungsstrategien durchbrechen, indem sie das Essverhalten normalisiert, verzerrte Einstellungen zu Körper und Gewicht systematisch in Frage stellt, Auslöser, Hintergründe und die Funktion des gestörten Essverhaltens aufdeckt und darauf aufbauend neue Fertigkeiten und Bewältigungsstrategien vermittelt. Dadurch soll mittelfristig die übermäßige Abhängigkeit des Selbstwertgefühls von Figur und Gewicht reduziert werden.

In der Regel ist der Ausgangspunkt in der Verhaltenstherapie das problematische (Symptom)-Verhalten, also in diesem Fall das gestörte Essverhalten. Der inhaltliche Schwerpunkt kann sich im Einzelfall oder im Verlauf der Behandlung aber verlagern, die Reihenfolge und Bedeutung der Therapieelemente kann demzufolge unterschiedlich sein.

4.1.2 Informationsvermittlung/Psychoedukation

Neben der Vermittlung des Therapierationals sollten die Patientinnen möglichst zu Beginn der Behandlung über die nachfolgend aufgeführten Punkte informiert werden:

1. Diätverhalten, Essstörungen, Hunger und Sättigung
2. Die Bedeutung eines bestimmten „gesunden" Körpergewichts
3. Körperliche Folgeschäden von Essstörungen
4. Die Wirksamkeit von Erbrechen und Abführmitteln zur Gewichtsreduktion
5. Soziokulturelle Einflüsse, Umgang mit dem Schönheitsideal der Medien

Diese können gerade in der Anfangsphase der Behandlung auch zur Motivierung der Patientin genutzt werden. Mögliche Fragen und Konsequenzen sollten dann ausführlich mit der Therapeutin diskutiert werden.

Die einzelnen Punkte werden nachfolgend beschrieben. Für detailliertere Zusammenfassungen in Form von Patientenmaterialien wird auf Jacobi, Thiel und Paul (2000) verwiesen.

4.1.2.1 Zusammenhänge zwischen Hungern und Symptomen der Essstörung

Es gibt inzwischen eine Vielzahl von Befunden, die für eine klare körperliche Mitbedingtheit beim Auftreten von Heißhungerattacken sprechen (zusammenfassend dargestellt bei Garner, Rockert, Olmstedt, Johnson & Coscina, 1985; deutsch: Garner, Rockert, Olmstedt, Johnson & Coscina, 1991).

Ständige, lang anhaltende Diätversuche und Gewichtsverluste scheinen auch bei Menschen mit völlig ungestörtem Essverhalten das Auftreten von Symptomen analog zu bulimischen und anorektischen Verhaltensweisen zu begünstigen. Dies belegt eindrucksvoll eine ältere, als „MINNESOTA-STUDY" bekannt gewordene Arbeit von Keys et al. (1950), die in Kapitel 2.1.1 bereits ausführlicher dargestellt wurde.

Bei dem überwiegenden Teil bulimischer Patientinnen geht dem erstmaligen Auftreten von Heißhungeranfällen eine länger dauernde Diätperiode, oft begleitet von deutlichem Gewichtsverlust, voraus. Daher ist das Vermitteln der Zusammenhänge zwischen Diäthalten und Heißhungeranfällen ein zentraler Bestandteil der Therapie. Eine weitere Schlussfolgerung aus der „Minnesota-Studie" betrifft das Konzept des „set-point" (Nisbett, 1972) **Set-point** bzw. „regulated weight" als ein natürlichermaßen vom Körper vorprogrammiertes individuelles Gewicht. Das Körpergewicht scheint demnach nicht beliebig veränderbar zu sein; der Körper reagiert auf Veränderungen in der Energiezufuhr unter anderem auch mit entsprechenden metabolischen Veränderungen (s.a. Pirke, Vandereycken & Ploog, 1988).

Berücksichtigt man weiterhin die Befunde zum Zusammenhang zwischen Serotonin und Essverhalten und zur Nahrungszusammensetzung und Veränderungen im serotonergen System, so ergeben sich daraus neben dem besseren Verständnis der Störung auch entscheidende therapeutische Schlussfolgerungen, bezogen auf die Veränderung des Essverhaltens. Durch das Vermitteln dieser psychobiologischen Zusammenhänge als Bestandteil der Therapie sollen den Patientinnen die notwendigen Verhaltensänderungen erleichtert werden.

- *Besonderheiten bei anorektischen Patientinnen*

  Anorektische Patientinnen haben neben dem starken Untergewicht häufig auch eine sehr eingeschränkte Vielfalt unterschiedlicher Nahrungsmittel zur Verfügung. In Extremfällen ernähren sie sich tagein, tagaus von den gleichen Lebensmitteln, die auf zwei Obst- und Gemüsesorten und vielleicht etwas Müsli beschränkt sein können. Dadurch gelingt es ihnen am besten, ihr überstarkes Kontrollbedürdnis hinsichtlich der Gewichtsregulierung, der aufgenommenen Nährstoffe und der Beschränkung der Kalorienanzahl zu befriedigen. Es ist daher nicht zu erwarten, dass sie innerhalb kurzer Zeit ihre restriktive Nahrungsaufnahme vollständig aufgeben. Zu Beginn der Gewichtszunahme sollte daher primär auf die Steigerung der Kalorien geachtet werden und erst in einem zweiten Schritt die Ausweitung der Nahrungsmittelvielfalt angestrebt werden (s. Kap. „Schwarze Liste").

- *Besonderheiten bei Bulimia nervosa und Anorexia binge-eating/purging Subtyp*

  Um den Teufelskreislauf von Heißhungeranfällen und Erbrechen zu durchbrechen, ist es wichtig, dass diese Patientinnen trotz erfolgtem Erbrechen die nächste geplante Mahlzeit im Rahmen ihres Essenplans zu sich nehmen und versuchen, diese bei sich zu behalten. Hierfür kann ein

Therapievertrag hilfreich sein. Nur durch ein geregeltes Essverhalten wird es den Patientinnen gelingen, langfristig die primär physiologisch bedingten Heißhungeranfälle zu reduzieren. Wenn sich Patientinnen an diese Vorgabe halten, erleben sie auch nicht selten, dass sich dadurch die Häufigkeit der Heißhungeranfälle reduziert und sich trotz der kontinuierlichen Nahrungsaufnahme keine Gewichtszunahme einstellt. Gerade bei Anorexien bulimischen Subtyps kann durch diese Erfahrung die Angst vor dem Kontrollverlust beim Essen und hinsichtlich der Gewichtszunahme deutlich reduziert werden.

4.1.2.2 Die Bedeutung eines bestimmten Körpergewichts

Eine weitere, notwendige therapeutische Schlussfolgerung betrifft die Bedeutung eines bestimmten Körpergewichts bzw. die Notwendigkeit des Erreichens eines gesunden Gewichtsbereichs ("Zielgewicht"). Hat eine Patientin deutliches Untergewicht oder bleibt sie dauerhaft unter ihrem individuell vermuteten "Set-point"-Gewicht, so ist nach den dargestellten Befunden auch bei therapeutisch erarbeiteter Einsicht in die der Essstörung zu Grunde liegenden Probleme nicht damit zu rechnen, dass sich viele der anorektischen/bulimischen Symptome bzw. Folgeerscheinungen bessern und langfristig stabilisieren. Die Notwendigkeit, ein bestimmtes Gewicht zu erreichen oder zu halten, besteht damit sowohl für anorektische Patientinnen mit deutlichem Untergewicht wie auch für bulimische Patientinnen, die – trotz Normalgewicht – ein niedrigeres Gewicht als ihr derzeitiges anstreben.

Zielgewicht [margin note]

Anhaltspunkte zur Festlegung des Zielgewichts [margin note]

Generell besteht kein eindeutiges medizinisch begründbares Kriterium für die Festlegung des "Set-point"- bzw. Zielgewichts. Der beste Prädiktor für das Zielgewicht ist das *prämorbide Gewicht*, das eine Patientin nach Abschluss der Wachstumsperiode und *vor Ausbruch* der Essstörung über längere Zeit hatte. Die Patientin sollte in dieser Zeit keine Schwierigkeiten mit Essen und Gewicht gehabt haben. Da ein derartiger Zeitraum (z. B. bei jugendlichen Patientinnen) häufig nicht rekonstruierbar ist, wurden unterschiedliche Standards vorgeschlagen. Mittlerweile gilt als internationaler Standard für Patientinnen ab 18 Jahren ein Body Mass Index (BMI) von mindestens 20 als Zielgewicht, da dieser die untere Grenze des Normalgewichtsbereichs (BMI 20 bis 25) darstellt. Für Patientinnen zwischen 15 und 16 Jahren wird ein BMI-Wert von 18 bis 18.5 als angemessen erachtet.

Allerdings repräsentieren Empfehlungen zum Zielgewicht nicht zwingend das individuelle biologisch "sinnvolle" Gewicht, sondern können immer nur eine Ausgangsbasis darstellen, auf der ein geregeltes Essverhalten erprobt werden muss. Bei den wenigsten Patientinnen wird das Zielgewicht tatsächlich exakt bei einem BMI von 20 liegen; für manche wird ein BMI von 22, das BROCA-Referenzgewicht (Körpergröße minus 100) oder mehr das entsprechende Set-point-Gewicht sein. Sollte eine Patientin auch nach Erreichen ihres Zielgewichts (nach den genannten Kriterien) und längerer Therapiephase nicht in der Lage sein, ihr Essverhalten zu normalisieren, so muss immer auch daran gedacht werden, dass ihr Zielgewicht möglicherweise noch als zu niedrig festgelegt wurde.

4.1.2.3 Folgeschäden im Zusammenhang mit Essstörungen

Untersuchungen an gesunden Menschen belegen die vielfältigen, körperlichen und psychischen Folgeerscheinungen im Zusammenhang mit chronischer Nahrungsrestriktion (Keys et al., 1950), die auch typische Symptome bei Anorexia und Bulimia nervosa sind. Alle Patientinnen werden über die am häufigsten vorkommenden Symptome informiert und darauf hingewiesen, dass der größte Teil mit der Normalisierung von Gewicht und Essverhalten verschwindet (vgl. Patienteninformationen im Anhang, S. 110 ff.).

Zu den häufigsten *körperlichen Folgeschäden* zählen Menstruations- und Fertilitätsstörungen bzw. Amenorrhoe, Kreislaufstörungen, Kopfschmerzen, Müdigkeit, Sodbrennen, Störungen des Elektrolythaushaltes sowie daraus resultierende Probleme, Parästhesien, Herzrhythmusstörungen, Zahnschäden, Vergrößerung der Ohrspeicheldrüsen, Störungen des Knochenstoffwechsels etc. Durch die Einnahme von Appetitzüglern, Abführmitteln und Diuretika können die bereits bestehenden Symptome teilweise noch verschlimmert werden.

Körperliche Folgeschäden

Typische *psychische Begleit- und Folgeerscheinungen* sind Konzentrationsstörungen, depressive Stimmung bzw. häufige Stimmungsschwankungen, erhöhte Reizbarkeit, Angst, innere Unruhe, sozialer Rückzug, Interessenverlust und ständige gedankliche Beschäftigung mit Essen (vgl. auch Goebel & Fichter, 1990).

Psychische Begleit- und Folgeerscheinungen

Beispielhafte Formulierungen zum Gespräch mit Patientinnen über medizinische Folgeschäden bei Essstörungen

– Wenn ein Mensch versucht, mit Hilfe einer Diät abzunehmen, reagiert der Körper mit einer Art „Gegenregulation". Der Stoffwechsel verändert sich und versucht, Energie zu sparen. Die Schilddrüse und das sympathische Nervensystem verringern Körpertemperatur und Blutdruck und verlangsamen den Herzschlag. So kann es zu kalten Händen und Füßen bis hin zu schweren Durchblutungsstörungen kommen.
– Durch die Gewichtsabnahme und das unausgewogene Essen entsteht ein Mangel an wichtigen Salzen (Elektrolyten) wie etwa Kalium, Natrium oder Magnesium. Erbrechen und die Einnahme von Abführmitteln verstärken dieses Defizit und führen außerdem zu Entgleisungen des Säuregehaltes im Blut. Dadurch kommt es zu EKG-Veränderun-

gen und zu Herzrhythmusstörungen, die in extremen Fällen lebensgefährlich sein können.

– Die unausgewogene Ernährung enthält meist nicht nur zuwenig Kalorien, sondern führt oft auch zu einem Mangel an Vitaminen, Mineralstoffen und anderen wichtigen Nahrungsbestandteilen. So entwickeln sich Mangelzustände mit Blutarmut, Schädigungen der Nerven und körperliche Erschöpfungszustände. Die Haut wird trocken und spröde und die Haare fallen aus.

– Die Nieren können bei länger bestehenden Essstörungen mit Elektrolytstörungen schwer geschädigt werden. In seltenen Fällen können Patienten deshalb später lebenslang auf eine regelmäßige künstliche Blutwäsche (Dialyse) angewiesen sein.

– Der Körper reagiert auf eine Gewichtsabnahme mit ausgeprägten Hormonstörungen. Die Veränderungen der Sexualhormone führen zu Unregelmäßigkeiten des Menstruationszyklus. Unterhalb einer bestimmten Gewichtsgrenze bleibt die Menstruation schließlich ganz aus (Amenorrhoe). Nicht nur Frauen, auch Männer verlieren das Interesse und die Freude an Sexualität.

– Häufig entsteht auch ein Vitamin-D-Mangel. Zusammen mit der Nierenfunktionsstörung und dem verringerten Sexualhormonspiegel kommt es dann zu Knochenstoffwechselstörungen. Dadurch können schwerwiegende, unter Umständen lebenslang andauernde Knochenveränderungen (z. B. Osteoporose) entstehen.

– Beim Erbrechen wird durch Speiseröhre und Mund mit dem Speisebrei aus dem Magen auch viel Magensäure ausgeschieden. Diese Säure verätzt die empfindliche Schleimhaut der Speiseröhre. So kommt es zur so genannten Refluxkrankheit mit Sodbrennen und Entzündungen. In seltenen Fällen entstehen Geschwüre, die bluten und zu lebensbedrohlichen Komplikationen führen können. Die Magensäure zerstört auch die Zähne und verätzt die Speicheldrüsen, wodurch es zu Schwellungen der Wangen kommen kann, so genannten „Hamsterbacken".

– Auch das Gehirn wird bei zu starker Gewichtsabnahme angegriffen. Durch den Kalorienmangel schrumpft das Gehirn, es kommt zu einer so genannten Hirnatrophie. Das Gleichgewicht der Botenstoffe (Neurotransmitter) wird gestört, was die Entstehung von schweren Depressionen fördert.

4.1.2.4 Die Wirksamkeit von Erbrechen und Abführmitteln zur Gewichtsreduktion

Viele Patientinnen glauben, dass sie durch Erbrechen und die Einnahme von Abführmitteln die dickmachenden Effekte der Heißhungerattacken verhindern können. Häufig ist ihnen dabei nicht klar, dass auch trotz Erbrechen offensichtlich ein beträchtlicher Teil der Kalorien absorbiert wird (vgl.

Kaye et al., 1993). Hinzukommt, dass bulimische Patientinnen außerhalb ihrer Heißhungeranfälle meist ein stark diätetisches Essverhalten und eine verringerte Stoffwechselaktivität aufweisen. Außerdem werden sie infolge des Erbrechens schneller wieder hungrig und provozieren damit die nächste Heißhungerattacke.

Viele Patientinnen und Therapeuten sind auch nicht informiert über die (geringfügige) Wirkung von Abführmitteln auf die Kalorienresorption und damit auf die Gewichtsreduktion. Selbst bei Einnahme extrem großer Mengen von Abführmitteln (50 Stück täglich) war einer Untersuchung zufolge die Kalorienersparnis nur minimal.

Patientinnen, die bislang regelmäßig Abführmittel eingenommen haben, sollte empfohlen werden, diese am besten sofort abzusetzen. Bei extremen Dosierungen von Abführmitteln bzw. auch bei chronischem Abführmittelmissbrauch sollte in jedem Fall ein Arzt hinzugezogen werden. Bei längerer Einnahme können körperliche Beschwerden auftreten (Verstopfung, Bauchschmerzen, vermehrte Blähungen, Krämpfe, vorübergehende Gewichtszunahme infolge Dehydration), die sich aber nach 10 bis 14 Tagen normalisieren sollten. Zur Behandlung von Verstopfung sollten natürliche Methoden (z. B. ballaststoffreiche Nahrung) empfohlen werden.

4.1.2.5 Soziokulturelle Einflüsse – das Schlankheitsideal der Medien

Die Bedeutung des kulturell vorherrschenden Schlankheitsideals für die Entstehung und Aufrechterhaltung von Essstörungen ist in Kapitel 2.1 bereits dargestellt worden. Inwieweit eine Auseinandersetzung damit für die einzelne Patientin wichtig und notwendig ist, variiert sicherlich relativ stark, ebenso, inwieweit das Aufmerksamwerden auf diese Zusammenhänge im Einzelfall zu Veränderungen beitragen kann. Manche Patientinnen orientieren sich sehr stark an bestimmten Personen, die in den Medien als typische Beispiele des vorherrschenden Schlankheitsideals präsentiert werden und unter diesem Gesichtspunkt vermarktet werden (z. B. Topmodels, Sängerinnen, Tänzerinnen). Für andere haben diese konkreten „Vorbilder" eine eher geringere Bedeutung. Vor allem bei adoleszenten jungen Frauen muss damit gerechnet werden, dass die Orientierung an dem von den Medien verbreiteten Schönheits- und Schlankheitsideal besonders groß ist und im Vergleich mit Gleichaltrigen eine größere Rolle spielt.

In diesem Zusammenhang zeichnet sich seit einiger Zeit eine unseres Erachtens eher beängstigende Entwicklung ab, nämlich eine zunehmende Tendenz zur operativen Korrektur bestimmter Körperteile, mit denen man unzufrieden ist (z. B. Fettabsaugen, Busenkorrektur). Unabhängig von den

Schönheitsoperationen

61

potenziellen medizinischen Risiken solcher Eingriffe sollten aus psychotherapeutischer Sicht die Gründe für die beabsichtigte Operation ausführlich erfragt werden und die von der Patientin erhofften Konsequenzen (mehr
Selbstsicherheit, Verbesserung von Kontakten, besseres Körpergefühl etc.)
diskutiert und kritisch hinterfragt werden.

4.1.3 Problemanalyse: Identifikation auslösender und aufrechterhaltender Bedingungen für gestörtes Essverhalten

**Selbstbeobach-
tung gestörten
Essverhaltens**

Den Beginn der Problemanalyse bildet üblicherweise die genaue Beschreibung und Identifikation der auslösenden und aufrechterhaltenden Bedingungen des problematischen Verhaltens. Die Auslöser beinhalten sowohl
innere (Gedanken, Gefühle, Erwartungen bzw. körperliche Zustände) wie
auch äußere (Anblick von Nahrungsmitteln etc.) Auslösesituationen. Als
Hilfe dienen die in der Verhaltenstherapie häufig verwendeten Selbstbeobachtungsprotokolle, anhand derer die Patientinnen von Beginn der Therapie an
täglich durchgeführte Aktivitäten, Ereignisse, Auftreten von Heißhungerattacken und Erbrechen, Laxantiengebrauch, konsumierte Nahrung, Hunger,
Sättigung, vorauslaufende, begleitende und nachfolgende Gedanken und
Gefühle im Zusammenhang mit dem restriktiven Essverhalten bzw. mit
Heißhungerattacken und Erbrechen notieren (vgl. das Beispiel in Abbildung
7 sowie das Selbstbeobachtungsprotokoll im Anhang, S. 108/109).

Nachdem die Patienten die Protokolle über einige Zeit (z.B. vier Wochen)
ausgefüllt haben, können sie versuchen, die wichtigsten und häufigsten
Auslöser zusammenzufassen (vgl. Abbildung 8).

**Funktionalität
der Essstörung**

Im weiteren Verlauf der Behandlung können die Selbstbeobachtungsprotokolle über das Erkennen der wesentlichen aufrechterhaltenden Bedingungen der Störung auch zum Erkennen der individuell bestehenden Konflikte
bzw. Problembereiche und damit der übergeordneten Funktionalität der
Essstörung hilfreich sein (vgl. Abbildung 7). Hierfür eignet sich vor allem
die Spalte, in der die Patientinnen ihre Gefühle und Erwartungen nieder-
schreiben. Generell kann die Art und Weise, in der die Selbstbeobachtungsprotokolle ausgefüllt werden, auch oft wichtige Hinweise auf die Motivation bezüglich Veränderungen oder die Introspektionsfähigkeit geben. Mit
zunehmender Veränderung im Sinne von Besserung der Symptomatik haben die Protokolle dann vor allem die Funktion, noch bestehende „kriti-

**Rückfall-
prophylaxe**

sche" Situationen („Rückfallsituationen") zu identifizieren und hierfür
Alternativverhalten zu planen. Nach der Identifikation der Auslösebedingungen anhand der Selbstbeobachtungsprotokolle können dann gezielt kurz-
und langfristige Alternativmöglichkeiten für die beobachteten „kritischen"
Situationen erarbeitet werden.

Selbstbeobachtungsprotokoll

Name: .... Datum: ....

Zeit	Situation (Ort, Aktivität)	Hunger (%)*	Nahrung	Sättigung (%)*	HA	E	LAX/DIU	Gedanken, Gefühle, Empfindungen
7.00 h	Alleine zu Hause, Frühstück	0	1 EL Müsli, 1 EL Magerquark, 1 TL Leinsamen, 1 TL Cornflakes, 30 gr Apfel, ½ Aprikose, 2 T. Tee, 2 Bonbons, 1 Kiwi, 200 ml Saft,		–	–	–	Schlecht geschlafen, überhaupt keinen Hunger, frühstücke trotzdem; mein Bauch ist so dick!
8.30 h	Zu Hause		5 Gummibärchen	150	–	–	–	Schon wieder die Kontrolle verloren!
10.00 h	Zu Hause				–	–	–	Essen ist anstrengend
12.30 h	Zu Hause mit Mama	0	2 Kartoffeln, 3 Stück Brokkoli, eine Ecke gedünstetes Fischfilet, 2 Stück Karotten, 1 TL Senfsauce, 1 EL Tomatensalat,	100	–	–	–	Hoffentlich gibt es nicht wieder Streit! – Ich habe viel zuviel gegessen, hoffentlich werde ich jetzt nicht total fett!
13.30 h	In der Stadt, Einkaufsbummel		1 Bonbon		–	–	–	Vielleicht mal eine neue Hose kaufen? Oh, je, der Blick in den Spiegel reicht mir schon
15.00 h	Zu Hause, müde	10	100 gr Magerjoghurt, 2 Vollkornkekse, ½ Apfel;		–	–	–	War das jetzt richtig?
16.05 h					–	–	–	Ganz schön fettig....
17.00 h					–	–	–	Ich esse immer nur; der Tag ist so anstrengend.
18.05 h	Zu Hause		60 gr Brot, 20 gr Käse, ¼ Tomate, 2 Scheiben Salatgurke, Silberzwiebel, 1 TL Ketchup, 2 Weintrauben	100	–	–	–	Nach 18 h will ich eigentlich nichts mehr essen; ich habe den ganzen Tag nur gegessen, wo soll das nur hinführen? Total schlechtes Gewissen!

* Bitte geben Sie Ihr Hunger- und Sättigungsgefühl in % an: 0 % = minimaler Hunger/Sättigung; 100 % = maximaler Hunger/Sättigung; HA = Heißhungeranfall, E = Erbrechen, LAX = Abführmitteleinnahme, DIU = Diuretika (Entwässerungstabletten)

Abbildung 7:
Selbstbeobachtungsprotokoll einer untergewichtigen Patientin

Zusammenfassung der Auslösebedingungen für Heißhunger-anfälle, Erbrechen und/oder Abführmitteleinnahme

Notieren Sie nachfolgend, welches für Sie *persönlich „typische"* Auslöser für das Auftreten von Heißhungeranfällen und Erbrechen oder Abführmitteleinnahme sind. Unterscheiden Sie *„äußere" Auslösebedingungen* (z. B. der Anblick von Essen, der Anblick des Bäcker-ladens) und *„innere" Auslösebedingungen* (bestimmte Gefühle wie z. B. Enttäuschung, Wut, Ärger über eine Situation oder Person, aber auch körperliche Zustände wie Hunger). Versuchen Sie, Gemeinsamkeiten zwischen den Situationen zu finden, z. B. Zusammenhänge zwischen Heißhungeranfällen und bestimmten Gefühlen (z. B. Einsamkeit, Enttäuschung), Zusammenhänge zwischen Heißhungeranfällen und bestimmten Personen oder Situationen (z. B. wenn Sie Ihre Meinung gegenüber anderen vertreten müssen, eigene Bedürfnisse ausdrücken wollen) oder Zusammenhänge mit körperlichen Zuständen (nicht genügend gegessen, Erschöpfung).

Typische äußere Auslösebedingungen:
– Zuhause allein, unausgefüllte Zeit, müsste eigentlich lernen
– Innenstadt: Anblick von Nahrungsmitteln, die ich mir nicht erlaube

Typische innere Auslösebedingungen (Gefühle und körperliche Zustände):
– Wut/Ärger über meine Eltern, die mich ständig bevormunden
– Angst vor Ablehnung (vor allem bezogen auf den Freund)
– Gedanken: „Du musst abnehmen", „Du darfst heute nichts mehr essen, sonst siehst du heute Abend nicht gut aus"
– Völlegefühle
– Ständige Gedanken an Essen

Personen, die häufig beteiligt sind:
– Meine Familie

Abbildung 8:
Beispiel für eine Zusammenfassung von Auslösebedingungen

4.1.4 Umgang mit Essen und Gewicht

4.1.4.1 Stationäre Maßnahmen zur Gewichtsstabilisierung

Das Erreichen oder Wiedererreichen eines normalen Gewichtes ist ein zentrales Ziel der kognitiv-verhaltenstherapeutischen Behandlung anorektischer und häufig auch bulimischer Patientinnen. Gleichzeitig stellt es eine der großen Herausforderungen im therapeutischen Prozess dar, da die Angst vor Gewichtszunahme eines der Kardinalsymptome ist. Eine zu *einseitige* Betonung der Gewichtszunahme – ein häufig geäußertes Vorurteil gegenüber verhaltenstherapeutischen Maßnahmen – kann leicht dazu führen, dass die (ohnehin meist sehr leistungsorientierten) Patientinnen zwar schnell zunehmen, aber genauso schnell wieder abnehmen. Daher stellen gewichtssteigernde und gewichtsstabilisierende Maßnahmen heute *einen* Schwerpunkt in einem verhaltenstherapeutischen Gesamtbehandlungskonzept dar,

Gewichtssteige-rung und -stabilisierung als ein Schwerpunkt im Rahmen des Behandlungs-konzepts

64

das gleichermaßen auch die Bearbeitung der zu Grunde liegenden und aufrechterhaltenden Problembereiche berücksichtigen sollte.

Die Festlegung des „Mindestnormalgewichtes" (vgl. S. 58) sollte immer zu Beginn der Behandlung erfolgen. Nach Möglichkeit sollte es bereits im Rahmen des Erst- oder Vorgesprächs (je nach Setting) berechnet und mit der Patientin besprochen werden. Die Notwendigkeit eines bestimmten Körpergewichts sollte dabei kurz begründet werden, wobei die Patientin jedoch darauf hingewiesen werden sollte, dass ausführliche Informationen und Erklärungen dazu im Rahmen der Therapie erfolgen werden. Für die Behandlung eines massiven Untergewichts wird allgemein eine stationäre Behandlung mit anschließender ambulanter Nachbetreuung empfohlen (vgl. auch die Richtlinien der APA, 2000). Die entsprechenden Indikationskriterien für eine stationäre Behandlung beider Krankheitsbilder sind unter Kapitel 3.2 beschrieben.

Als spezifische Techniken zur Normalisierung des Gewichts haben *operante Maßnahmen* häufig in Verbindung mit *Contract Management-Techniken* (Verträge mit Patientinnen über die zeitliche und inhaltliche Gestaltung der Gewichtszunahme) innerhalb (kognitiv)-verhaltenstherapeutischer Behandlungskonzepte nach wie vor große Bedeutung. Bei der Anwendung dieser Konzepte bei Patientinnen mit Essstörungen wird die wöchentliche Gewichtszunahme (z.B. wöchentlich mindestens 700 g) kontingent mit der Gewährung bestimmter Freiheiten (bzw. dem Wegfall des Entzuges) verknüpft. Dieses Vorgehen ist im Rahmen einer stationären Behandlung meist leichter umsetzbar und kontrollierbar; die entsprechend gewährten Freiheiten (Aktivitäten außerhalb der Klinik, Besuche, Telefonate etc.) werden dann meist zu Beginn der Behandlung eingeschränkt. Ein wesentliches Merkmal ist weiterhin, dass im Rahmen der genannten Einschränkungen die Autonomie und Selbstbestimmung der Patientinnen so weit wie möglich bestehen bleiben sollte.

Prinzipiell – vor allem im Falle einer nicht zu großen Gewichtszunahme – sind derartige Maßnahmen jedoch auch *ambulant* durchführbar. Nach Festlegung des Mindestgewichts wird mit der Patientin gemeinsam die wöchentliche Gewichtszunahme festgelegt, die 500 g nicht unterschreiten sollte, da sonst tatsächlich eingetretene Veränderungen kaum noch von normalen Gewichtsschwankungen zu unterscheiden sind. Die Gewichtszunahme wird an bestimmte, vorher festgelegte Verstärker (positive Aktivitäten oder Belohnungen) gekoppelt (z.B. Kinobesuch nach erfolgter Gewichtszunahme). Die Patientin führt eine Gewichtskurve, in die sie ihr Gewicht wöchentlich einträgt und bringt diese in die Therapiestunde mit. Das Gewicht kann dann zusätzlich – je nach Vereinbarung mit der Patientin – zu festgelegten Zeiten (z.B. einmal wöchentlich) im Rahmen der Therapie kontrolliert werden.

Operante Maßnahmen und Contract-Management-Techniken

Nachfolgend sollen die wichtigsten Aspekte eines *stationären* Behandlungskonzeptes für Patientinnen, bei denen eine Gewichtszunahme erforderlich ist, zusammenfassend dargestellt werden.

Maßnahmen zur Gewichtsstabilisierung im Rahmen einer stationären Behandlung können prinzipiell in drei Stufen erfolgen. Die Bedingungen der jeweiligen Stufen sind in Abbildung 9 zusammengefasst.

Selbstkontrollprogramm
Gewichtszunahme kontinuierlich,
mind. 700 g/Woche, max. 3 kg

Einschränkungen:
keine

Das normale Programm
Gewichtszunahme kontinuierlich,
mind. 700 g/Woche, max. 3 kg
Phase 1: 1/3 ⎤
Phase 2: 1/3 ⎬ der Differenz zum Mindestgewicht
Phase 3: 1/3 ⎦

abhängig von der
jeweiligen Phase

Ausnahmebedingungen
Phase 1 ⎫
Phase 2 ⎭ Einschränkungsprogramm
Phase 3 → Phase 1

Einschränkungen in allen
Phasen; abhängig von
der Phase

Abbildung 9:
Phasen stationärer Gewichtszunahme

Selbstkontroll-programm

Die erste Möglichkeit der Gewichtszunahme besteht im Rahmen eines *Selbstkontrollprogramms:* Sofern die Patientin kontinuierlich Woche für Woche jeweils mindestens 700 g Gewicht (und maximal 3 kg) zunimmt, bis das Mindestgewicht erreicht ist, erfolgen keine Einschränkungen. Zunächst gibt es auch keine konkreten Vorgaben hinsichtlich der Veränderung des Essverhaltens. Es werden lediglich einmal wöchentlich Gewichtskontrollen durchgeführt. Erfahrungsgemäß gelingt etwa 20 bis 30 % der Patientinnen die Gewichtszunahme innerhalb des Selbstkontrollprogramms, so dass diese während des gesamten Klinikaufenthaltes keinerlei Einschränkungen auf sich nehmen müssen. Gelingt es einer Patientin unter diesen Bedingungen nicht, die erforderlichen 700 g zuzunehmen, so wird sie in das „normale Programm" eingestuft.

Normales Programm

Das *normale Programm* besteht aus drei Phasen, in denen jeweils ein Drittel der Gewichtsdifferenz bis zum Mindestgewicht zugenommen werden muss. Muss eine Patientin bei Eintritt in das normale Programm noch 12 kg zunehmen, so gilt also für jede Phase eine Gewichtszunahme von 4 kg. Für Phase 1 und 2 gelten dabei bestimmte Einschränkungen: z. B. darf eine Patientin in Phase 1 nur in ihrem Zimmer essen und sich nur auf der Station aufhalten. Die Teilnahme an Aktivitäten, die über die therapeutisch vorrangigen Gruppen- und Einzeltermine hinausgehen (z. B. Sport) ist nicht möglich. Im Vordergrund steht die Abwendung der vitalen Bedrohung. Während der zweiten Phase werden diese Einschränkungen deutlich gelockert. Die Patientin darf z. B. wieder im Speisesaal mit den Mitpatientinnen essen, darf sich innerhalb der gesamten Klinik aufhalten, diese zu abgesprochenen Zeiträumen auch verlassen, begrenzt Besuch von außerhalb erhalten etc. Während der dritten Phase hat die Patientin alle Freiheiten, die für die Patienten außerhalb des Programms gelten. Es geht hier vorrangig um eine Überführung der fremdkontrollierten in eine eigenkontrollierte Gewichtszunahme.

Die *Ausnahmebedingungen* treten dann in Kraft, wenn eine Patientin auch im Rahmen des normalen Programms nicht an Gewicht zunimmt. Für Patientinnen, die sich in Phase 1 oder 2 befinden, beinhalten sie eine noch stärkere Einschränkung der Freiheiten als im normalen Programm (Einschränkungsprogramm). Eine Patientin, die bereits in Phase 3 ist, wird in Phase 1 zurückgestuft. Die Ausnahmebedingungen gelten für drei Tage und können nochmals maximal um weitere vier Tage verlängert werden. Gelingt es der Patientin trotz der Auflagen nicht, ihr Gewicht entsprechend dem Programm zu steigern, so wird im therapeutischen Team beratschlagt, ob eine weitere Behandlung zum jetzigen Zeitpunkt Erfolg versprechend ist. In einzelnen Fällen wird dann auch die Therapie von Seiten der Klinik abgebrochen und eine Wiederaufnahme bei veränderter Motivation in Aussicht gestellt.

Ausnahme-bedingungen

Die Möglichkeit selbstkontrollierter Gewichtszunahme zu Beginn der Behandlung stellt in unseren Augen eine wesentliche Erweiterung älterer Behandlungskonzepte dar und soll vor allem dem starken Autonomiebedürfnis vieler Patientinnen Rechnung tragen. Obwohl sie oftmals die Erfahrung gemacht haben, dass ihnen eine Gewichtszunahme zuhause oder im ambulanten Setting nicht gelingt, erscheint es uns dennoch wichtig, ihnen in der Klinik die Gelegenheit zu geben, dies auszuprobieren. Trotzdem sollte man die Patientinnen vor allzu großen Erwartungen schützen und sie darauf vorbereiten, dass eher der kleinere Teil der Patientinnen ohne die entsprechenden Einschränkungen des normalen Programms zunehmen kann.

Auch in der dritten Phase des Behandlungskonzepts wird die Selbstkontrolle der Patientinnen wieder besonders betont. Diese Phase sollte in eine Stabilisierungsphase münden, in der die Patientinnen ihr Essverhalten weiter normalisieren sollten. Es geht dann vorwiegend darum, in Abhängigkeit von körperlichen Signalen wie Hunger und Sättigung zu essen bzw. diese Signale besser unterscheiden zu lernen.

Stabilisierung der Veränderungen

Zusätzlich zu dem Phasenprogramm gelten die nachfolgend beschriebenen Regeln im Umgang mit Essen und Gewicht. Diese sollen bewirken, dass die Patientinnen so früh wie möglich die Verantwortung für den Aufbau von Veränderungen übernehmen und damit internale Kontrollüberzeugungen stärken. Fremdkontrollmaßnahmen sollten möglichst zeitlich begrenzt, von Patientenseite initiiert sein, und im Verlauf der Therapie in Selbstkontrolle überführt werden (z. B. eine Verabredung mit einer Mitpatientin direkt nach dem Mittagessen zur Verhinderung von selbstinduziertem Erbrechen). Gleichzeitig versuchen wir auch hier dem starken Autonomiebedürfnis der Patientinnen Rechnung zu tragen und Einschränkungen nur dort vorzunehmen, wo andere Maßnahmen offensichtlich nicht greifen.

Regeln für den Umgang mit Essen und Gewicht

- Da das häufig zwanghafte Wiegen der Patientinnen abgebaut werden soll, wird das Gewicht von therapeutischer Seite einmal wöchentlich jeweils am gleichen Wochentag zur gleichen Zeit kontrolliert. Zu Beginn der Behandlung haben die Patientinnen jedoch die Möglichkeit, sich einmal täglich selbst zu wiegen, um einen Zusammenhang zwischen der erforderlichen Menge an Nahrung und der Gewichtszunahme herstellen zu können. Das Essen findet ohne Beobachtung, Anleitung, Unterstützung oder Kommentierung durch therapeutisches Personal statt.
- Es gibt keine speziell vorgeschriebene „Diät" oder Nahrungsauswahl (z. B. im Sinne von „Astronautennahrung") für die Patientinnen; auf Kalorienzählen soll weitestgehend verzichtet werden. Die Patientinnen haben jedoch die Freiheit, vor allem zu Beginn der Behandlung aus dem bestehenden Essensangebot diejenigen Nahrungsmittel auszuwählen, die zu essen ihnen am leichtesten fallen. Dies sollte jedoch schrittweise geändert werden.
- Patientinnen führen von Beginn der Therapie an eine individuelle „schwarze Liste" ihrer *erlaubten* bzw. *verbotenen* Nahrungsmittel (vgl. Abbildung 10 und Anhang, S. 113). Im Verlauf der Therapie sollte jede Patientin die „verbotene" Seite dieser Liste abbauen. Dies bespricht sie in der Gruppe mit den anderen Patientinnen.
- Es wird von therapeutischer Seite nicht direkt kontrolliert, was, wie viel, wann etc. Patientinnen essen. Dasselbe trifft für das Auftreten von Heißhungerattacken und Erbrechen zu. Hier gibt es keine speziellen „Verhinderungsmöglichkeiten" durch das therapeutische Personal, wie z. B. Isolierung nach dem Essen, Anwesenheit des Pflegepersonals nach dem Essen oder speziell eingerichtete Patientenzimmer, die nicht über Waschbecken oder Toiletten verfügen. Eine indirekte Kontrolle hierzu erfolgt über die Selbstbeobachtungsprotokolle, anhand derer das Essverhalten und weitere Veränderungen mit den Patientinnen in der Therapie besprochen werden.
- Die Verwendung einer Magensonde ist nicht erforderlich. Patientinnen, die in einen körperlich kritischen Zustand geraten, werden in ein Allgemeinkrankenhaus verlegt. Eiweißaufbaunahrung wird ebenfalls nur nach spezieller Indikation, z. B. für Patientinnen im Einschränkungsprogramm, verordnet.

– Für alle Regeln im Zusammenhang mit Essen und Gewicht ist die Betonung von Autonomie und Ehrlichkeit das wichtigste Prinzip. Die Patientinnen kontrollieren ihr Essverhalten selbst über die Selbstbeobachtungsprotokolle und besprechen weitere notwendige Veränderungen mit den Mitpatientinnen und den Therapeuten in den entsprechenden Gruppensitzungen. Auch wenn eine Patientin hinsichtlich der Gewichtszunahme dauerhaft „trickst", sollte die Entscheidung über mögliche Konsequenzen nicht primär an den formalen Kriterien des „Programms" orientiert sein, sondern das Ergebnis eines Gesprächs in der Gruppe oder der Einzeltherapie sein.

Im Falle einer stationären Behandlung zur Gewichtsstabilisierung wird das Konzept mit den Patientinnen im Vorgespräch erörtert. Sie erhalten zusätzlich eine ausführlichere schriftliche Version des stationären Konzepts, die sie zuhause in Ruhe durchlesen können. Die Patientinnen werden gebeten, innerhalb einer Woche Bedenkzeit ihre Teilnahme zu- oder abzusagen. Unserer Einschätzung nach stellen die Einheitlichkeit der Bedingungen und Konsequenzen, die hohe Transparenz und klare Struktur des stationären Vorgehens äußerst wichtige Elemente in der Behandlung dar. Dennoch können damit im Verlauf der Therapie auftretende Schwierigkeiten im Zusammenhang mit der Gewichtszunahme nicht völlig ausgeräumt werden.

Transparenz und Strukturiertheit sind wesentliche Behandlungselemente

Zusätzlich setzt diese Form von Behandlung voraus, dass alle auf der Station bzw. im Team zusammenarbeitenden Personen (Psychologen, Ärzte, Pflegepersonal etc.) es in gleicher Form vertreten und umsetzen. Häufige Personalwechsel, Unerfahrenheit sowie eigene Betroffenheit sind Variablen, die unserer Erfahrung nach einer einheitlichen Umsetzung dieses Konzepts eher entgegenwirken und damit Spaltungen des Teams und Machtkämpfe zwischen Patientinnen und Therapeuten begünstigen.

Therapeutisches Team

● *Besonderheiten bei Bulimia nervosa*

Eine Indikation für eine stationäre Behandlung ist bei bulimischen Patientinnen besonders dann gegeben, wenn ihre Symptomatik so stark ausgeprägt ist, dass ambulante Interventionen nicht ausreichend hilfreich sind oder wenn neben der bulimischen Symptomatik weitere komorbide Störungen vorliegen, die eine stationäre Behandlung notwendig erscheinen lassen. Da bei diesen Patientinnen meist bereits bei der Aufnahme das Mindestnormalgewicht (oder nur geringes Untergewicht) vorliegt, kommen die oben genannten Maßnahmen zur Gewichtssteigerung nur selten, und wenn, eher für kurze Zeiträume zur Anwendung. Bei Patientinnen mit Bulimia nervosa stellt sich bzgl. des Gewichts häufiger das Problem, dass sie das Mindestgewicht (BMI von 20) etwas überschreiten und im Rahmen der stationären Behandlung abnehmen wollen. In diesen Fällen ist es wichtig, den Patientinnen von Anfang an zu verdeutlichen, dass sie durch restriktives Essverhalten ihre bulimische Symptomatik nur verstärken werden, selbst wenn sie zunächst eine Reduktion der Heißhungeranfälle und des Erbrechens feststellen. Deshalb sollte auch bei diesen Patientinnen das Gewicht durch das therapeutische Team wöchentlich kontrolliert und eine Gewichtsabnahme nicht toleriert werden. Ansonsten sollte neben der konkreten Bearbeitung des Essverhaltens von Anfang an auch an den anderen Problembereichen, die sich aus der bulimischen Symptomatik und der komorbiden Störungen ergeben, gearbeitet werden. Hierbei sollten allerdings die Möglichkeiten im Rahmen stationärer Behandlung (meist 6 bis 8 Wochen) realistisch eingeschätzt werden. Zielsetzung einer stationären Behandlung kann nicht vollständige „Heilung", sondern sollte „Befähigung zur Weiterbehandlung im ambulaten Rahmen" sein. Daher bietet es sich an, bestimmte Problembreiche aus der stationären Behandlung auszuklammern und auf die ambulante Weiterbehandlung zu verweisen. Es besteht sonst die Gefahr, dass an zu vielen „Fronten" gleichzeitig gearbeitet und die möglichen Veränderungen im Essensbereich vernachlässigt werden. Eine weitere Gefahr besteht darin, dass durch den Versuch der Bearbeitung „aller" Probleme Patientin und Therapeutin überfordert sind. Die Patientin kann dann – fälschlicherweise – in einer Haltung unterstützt werden, die eine Besserung der bulimischen Symptomatik nur für möglich hält, wenn gleichzeitig auch alle anderen Problembereiche behandelt werden.

● *Besonderheiten bei Anorexia nervosa*

Anorektische Patientinnen sind auch auf Grund ihres stark untergewichtigen Zustands kognitiv häufig auf Themen bzgl. Essen und Gewicht eingeengt, leiden an Konzentrationsstörungen und zeigen ein sehr ritualisiertes Essverhalten. Viele Therapeuten gehen daher davon aus, dass sie im Frühstadium der Therapie, solange sie noch extrem untergewichtig sind, einer psychotherapeutischen Intervention nicht zugänglich sind. Entsprechend verweigern sogar viele psychosomatische Fachkliniken die Aufnahme dieser Patientinnen, solange sie nicht über einen ausreichenden Body Mass Index (z. B. ab 14,5) verfügen. Daher muss ein Großteil der stark abgemagerten Patientinnen zunächst in Allgemeinkrankenhäusern aufgenommen und dort über eine Sonde ernährt werden. Im Rahmen unseres Therapiekonzeptes haben wir jedoch die Erfahrung gemacht, dass die überwiegende Mehrheit auch der stark untergewichtigen Patientinnen von Beginn an von einer auch psychotherapeutisch ausgerichteten Behandlung profitiert. Voraussetzung dafür ist allerdings ein erprobtes Behandlungskonzept und ein gut ausgebildetes, erfahrenes und multidisziplinär besetztes Therapeutenteam. Wichtig bei der Umsetzung des Phasenprogramms ist, dass die Patientinnen bereits bei Therapiebeginn über alle möglichen Konsequenzen ausführlich informiert sind. Um nachträgliche Diskussionen zu vermeiden empfiehlt es sich, diese Regeln schriftlich zu fixieren und jeder Patientin auszuhändigen. Trotz dieser festen Regeln, die ausnahmslos für alle Patientinnen gelten sollen, wird es in Einzelfällen immer wieder zu „Ausnahmen" kommen müssen (z. B. wenn eine Patientin so schwer depressiv ist, dass eine Aktivitätseinschränkung kontraindiziert wäre, oder wenn eine Patientin starke Ödeme entwickelt und durch ein therapeutisch angesetztes Diuretikum eine Entwässerung herbeigeführt werden muss, was zwangsläufig zur Gewichtsabnahme führt). Vor der Gewährung von „Ausnahmeregelungen" ist unbedingt darauf zu achten, dass alle Teammitglieder sich auf eine gemeisame Lösung einigen und diese konsequent umsetzen, da sonst die Gefahr einer Teamspaltung entsteht.

Wichtig ist auch, dass die Patientinnen durch die Haltung der Therapeuten erleben, dass das Gewichtszunahmeprogramm als Hilfe und nicht als Bestrafung gedacht ist. Von therapeutischer Seite muss daher auch in diesem Punkt kontinuierlich Motivationsarbeit geleistet werden. Unterstützend ist hierbei ein Therapeutenteam, das die Ängste und Schwierigkeiten der Patientinnen bei der Umsetzung des Programms ernst nimmt, sie ermutigt und unterstützt, sie gleichzeitig aber auch zu kontinuierlichen Veränderungen in Form kleiner Schritte auffordert und diese kontrolliert. Die therapeutische Balance zwischen Verständnis für die Schwierigkeiten bei der Veränderung und der Forderung nach Veränderungen, erfordert viel Erfahrung und ständige Bereitschaft zur Auseinandersetzung im Team (oder in der Supervision).

4.1.4.2 Normalisierung des Essverhaltens

Die Veränderung des pathologischen Essverhaltens, d. h. der *Abbau des restriktiven Essverhaltens* und der *Aufbau eines „gesunden, normalen" Essverhaltens* stellen im ambulanten wie stationären Setting ein wesentliches Ziel der Behandlung dar. Die Patientinnen sollten ein Essverhalten erreichen, das in ausgewogener Weise aus Kohlenhydraten, Proteinen und Fetten zusammengesetzt ist. Da die meisten Patientinnen sich einseitig fettarm und eiweißreich ernähren, muss dies in den meisten Fällen verändert werden. Die Patientinnen sollen langfristig lernen, sich wieder stärker an ihrem Appetit auf bestimmte Nahrungsmittel zu orientieren und sich nicht primär von diätetischen Gesichtspunkten leiten zu lassen. Essgestörte Patientinnen essen häufig nicht das, worauf sie eigentlich Lust haben (z. B. ein Eis oder ein Stück Kuchen), sondern stattdessen etwas anderes, was weniger Kalorien enthält und als „gesünder" gilt (z. B. Salat oder ein Apfel). Diese Einseitigkeit begünstigt aber auch das Auftreten von Heißhungeranfällen. Daher sollten im Rahmen der Therapie schrittweise die so genannten gemiedenen Nahrungsmittel der „Schwarzen Liste" einbezogen werden (vgl. Abbildung 10 bzw. Kap. 4.1.4.3). In der Praxis sollten zu festgelegten Zeitpunkten die jeweiligen Schritte (d. h. Einbezug neuer, gemiedener Nahrungsmittel) geplant werden und mögliche Schwierigkeiten be-

Abbau der „Schwarzen Liste"

sprochen werden. Dabei muss besonders darauf geachtet werden, dass Patientinnen die bisher gemiedenen Nahrungsmittel (z. B. Vollmichjoghurt) nicht nur einmal „ausprobieren", sondern dass diese, auch wenn in der nächsten Woche weitere Nahrungsmittel (z. B. Käse mit höherem Fettgehalt) hinzukommen, weiterhin fester Bestandteil der Ernährung sind.

Regelmäßigkeit des Essens unabhängig von Heißhungeranfällen und Erbrechen

Ein weiterer Aspekt betrifft die *Regelmäßigkeit des Essens*. Als Hilfestellung kann den Patientinnen empfohlen werden, täglich drei Haupt- und zwei Zwischenmahlzeiten zu sich zu nehmen. Bei einer ausgewogenen Ernährung wird der tägliche Kalorienbedarf – je nach Grundumsatz und Art der Tätigkeit – zwischen 2000 und 3500 kcal liegen, wobei uns 2000 kcal als ein Ausgangswert erscheinen, der für die meisten nicht-diäthaltenden und nicht untergewichtigen Menschen ein Minimum darstellt.

Bei Patientinnen, bei denen eine deutliche Gewichtszunahme erforderlich ist, kann die o.g. Kalorienvorgabe während bestimmter Phasen der Gewichtszunahme zu niedrig sein. Bei normalgewichtigen bulimischen Patientinnen stellt sie ein mittelfristiges Ziel dar, während sie versuchen, die Heißhungeranfälle zu reduzieren. Wichtig zur Etablierung eines geregelten Essverhaltens ist vor allem, dass die Patientinnen die zuvor geplanten Mahlzeiten einhalten, und zwar *unabhängig* von vorangegangenen Heißhungeranfällen und Erbrechen. Dadurch soll verhindert werden, dass durch Hungergefühle oder überkontrolliertes Essverhalten erneute Heißhungeranfälle provoziert werden.

Ernährungsempfehlungen

Als Empfehlungen zur gesunden Ernährung legen wir die Richtlinien der Deutschen Gesellschaft für Ernährung (DGE) zu Grunde. Allerdings raten wir eher davon ab, die Patientinnen zu exaktem Kalorienzählen anzuhalten, da dies in der Regel die übermäßige Beschäftigung mit dem Essen eher fördert als verringert. Welche Kalorienmenge jede Patientin individuell benötigt, kann erst langfristig entschieden werden, nachdem sich das Essverhalten normalisiert hat, so dass die Vorgabe häufig dann (in der Regel nach oben) korrigiert werden muss.

Die Veränderung des Essverhaltens sollte mit der Patientin regelmäßig anhand der Selbstbeobachtungsprotokolle besprochen werden. Eine unseres Erachtens sehr wichtige Bedingung dabei ist, dass die behandelnde Therapeutin oder der behandelnde Therapeut selbst ein ungestörtes Verhältnis zum Essen hat. Eine chronisch restriktiv essende Therapeutin wird beim Abbau des restriktiven Essverhaltens für die Patientin unter Umständen kein gutes Modell darstellen, sondern diese eher in ihren verzerrten Einstellungen bestätigen.

Therapeutin als Modell

Für manche Patientinnen kann es eine zusätzliche Hilfe zum Aufbau eines regelmäßigen und zum Abbau des restriktiven Essverhaltens sein, sich einen genauen Essensplan für einen bestimmten Zeitraum im Voraus (z. B. eine Woche) zu erstellen. Dadurch soll das Essen vorübergehend einen eher

„funktionalen" Stellenwert bekommen: Das vor allem für untergewichtige Patientinnen typische zeit- und gedankenaufwändige Abwägen und Verhandeln bzgl. der Art der Nahrung soll damit reduziert werden. Gleichzeitig wird häufig sehr viel deutlicher, in welchen anderen Lebensbereichen die Patientinnen Schwierigkeiten haben.

Regeln im Umgang mit Essen

Die folgenden Regeln sollen Ihnen dabei helfen, wieder ein ungestörtes Essverhalten zu erlernen:

1. Verteilen Sie das Essen täglich auf *drei Hauptmahlzeiten* und *zwei kleinere Mahlzeiten* (Snacks) zwischendurch.
2. Nehmen Sie sich Zeit beim Essen. Sie sollten für jede Mahlzeit mindestens eine halbe Stunde aufwenden.
3. Richten Sie sich einen *festen Platz* ein, wo Sie regelmäßig Ihre Mahlzeiten einnehmen. Essen Sie *nur dort*. Essen Sie *nicht* im Stehen, vor dem Kühlschrank etc.
   Decken Sie sich den Tisch, an dem Sie essen wollen und setzen Sie sich an den Tisch zum Essen.
4. Tun Sie während des Essens *nichts anders* als essen – also weder lesen, fernsehen, arbeiten etc.
5. Essen Sie *langsam* und kauen Sie jeden Bissen gründlich, bevor Sie ihn hinunterschlucken.
6. Planen Sie *vor dem Essen,* was Sie essen wollen; überlegen Sie dies nicht erst, wenn Sie angefangen haben zu essen. Bereiten Sie sich die entsprechende Menge vorher zu und essen Sie nur diese Menge.
7. Überlegen Sie sich vor dem Essen, was Sie *im Anschluss* daran tun werden.
8. Legen Sie sich *keine Vorräte* zu. Kaufen Sie maximal für zwei Tage ein und nur die Mengen und Nahrungsmittel, die Sie in dieser Zeit essen wollen.
9. Machen Sie sich vor dem Einkaufen eine *Liste* mit Lebensmitteln, die Sie benötigen. Kaufen Sie nur die Lebensmittel ein, die auf der Liste stehen und nehmen Sie eventuell auch nur soviel Geld mit, wie Sie dafür benötigen.

- *Besonderheiten bei Anrorexia nervosa*

  Viele anorektische Patientinnen haben im Laufe ihrer Krankheitsentwicklung die Nahrungsaufnahme nur noch auf wenige Lebensmittel eingeschränkt, versuchen diese zeitlich so weit wie möglich hinauszuschieben, haben Essensrituale entwickelt, können nur noch selten in Gemeinschaft essen oder koppeln die Erlaubnis zur Nahrungsaufnahme an bestimmte Leistungen. Im Extremfall erleben sie sich als nicht wertvoll genug, Nahrung zu sich zu nehmen. Jegliche Veränderung im Bereich des Essverhaltens ist daher hochgradig angstbesetzt und wird durch die Angst vor Gewichtszunahme und Kontrollverlust noch potenziert. Es ist daher eher unrealistisch, dass sich in diesem wichtigen Bereich Veränderungen in wenigen Tagen oder Wochen vollziehen werden. Auf der anderen Seite müssen die Patientinnen bereit sein, sich täglich den Ängsten vor Veränderungen zu stellen und auch auf der Handlungsebene Risiken eingehen, was zumindest kurzfristig unangenehm sein kann. Hierbei gilt aber das gleiche Prinzip wie in der Behandlung von Angst- oder Zwangsstörungen. Lassen die Patientinnen sich auf das therapeutische Vorgehen ein, so machen sie bezüglich der Angst vor der Gewichtszunahme meist die (angstreduzierende) Erfahrung, dass sie sehr viel mehr essen müssen, um zuzunehmen als sie ursprünglich dachten. Die Schwierigkeiten bei der Steigerung des Gewichts können damit auch den (positiven) Effekt haben, dass die Patientinnen sich weiterhin das Gefühl von Kontrolle erhalten können. Die gleichzeitige Behandlung mehrerer anorektischer Patientinnen im gruppentherapeutischen Setting ist hierbei besonders hilfreich.

4.1.4.3 Abbau der „Schwarzen Liste"

Jede Patientin sollte zu Beginn der Therapie eine sog. *„Schwarze Liste"* von (aus ihrer Sicht) erlaubten und verbotenen Nahrungsmitteln aufstellen (vgl. auch Anhang, S. 113). Zu den erlaubten Nahrungsmitteln gehören meist diejenigen, die kalorienarm sind und von der Patientin als „gesund" (nicht-dickmachend) eingeschätzt werden. Zu den verbotenen Nahrungsmitteln gehören diejenigen, die gemieden werden, weil die Patientin befürchtet, davon zuzunehmen. Diese werden aber häufig im Rahmen der Heißhungeranfälle konsumiert.

Im Rahmen der Normalisierung des Essverhaltens sollte die „verbotene" Seite schrittweise abgebaut werden. Mit der Patientin werden regelmäßig (anfangs jede Woche, später eher alle 14 Tage) bereits vollzogene Veränderungen geplant und Schwierigkeiten bei der Umsetzung diskutiert. Gleichzeitig werden weitere Schritte (neue Nahrungsmittel) festgelegt. Wenn dauerhafte Veränderungen erreicht worden sind, können bestimmte Nahrungsmittel von der „verbotenen" Seite gestrichen werden. Voraussetzung dafür ist jedoch, dass sie nicht nur einmal ausprobiert wurden, sondern fester Bestandteil der normalen Ernährung geworden sind. Die Patientin hat so z. B. auch am Ende der Therapie einen Überblick darüber, welche Veränderungen sie hinsichtlich des Essverhaltens auch weiterhin eigenständig durchführen muss.

Ein Teil des zu verändernden Essverhaltens kann auch das Einbeziehen warmer Mahlzeiten betreffen, die häufig zu den gemiedenen Nahrungsmitteln gehören. Während Patientinnen im Rahmen einer stationären

Schwarze Liste

Notieren Sie bitte in den beiden nachfolgenden Spalten der Tabelle Ihre so genannten „erlaubten" und „verbotenen" Nahrungsmittel. „Erlaubte" Nahrungsmittel sind diejenigen, die Sie sich zugestehen zu essen ohne sie anschließend wieder zu erbrechen oder anderweitig zu kompensieren. „Verbotene" Nahrungsmittel sind diejenigen, die Sie sich *nicht* zugestehen zu essen (z. B. weil sie zu viele Kalorien haben oder Ihrer Meinung nach „ungesund" sind). „Verbotene" Nahrungsmittel werden in der Regel im Rahmen von Heißhungeranfällen gegessen und anschließend wieder erbrochen oder auf andere Art und Weise kompensiert (z. B. über die Einnahme von Laxantien oder extremes Sporttreiben).

„Erlaubte" Nahrungsmittel	„Verbotene" Nahrungsmittel
Fettarmer Joghurt ohne Zucker	Warme Mahlzeiten
Salat, Gemüse (keine Hülsenfrüchte)	Süßigkeiten, Schokolade
Obst	Kuchen
Fettarme Margarine	Butter
Fisch, gedünstet	Gebratener/gebackener/geräucherter Fisch
Fettarmer Aufschnitt	Aufschnitt
Fettarmer Käse	Vollfettkäse
Müsli	Pizza, Pommes, Burger
Saure Gurken, rote Beete	Alles fertig Zubereitete
Vollkornbrot (in Maßen)	Brot, Brötchen
Vollkornreis (in Maßen)	Reis, Kartoffeln
Putenfleisch, gegrillt	Gebratenes, paniertes Fleisch, Schweinefleisch
	Desserts

Abbildung 10:
Beispiel für eine ausgefüllte Schwarze Liste

Behandlung sich an der dort angebotenen Mittagessenportion (Tablettmahlzeit) als ungefähren Richtwert orientieren können, ergeben sich hier in der ambulanten Therapie Probleme und Möglichkeiten der Vermeidung. Gemeinsam mit den Patientinnen muss dann versucht werden, entsprechend den örtlichen Gegebenheiten, Lösungen zu finden (z. B. Essen in der Uni-Mensa).

4.1.4.4 Umgang mit Heißhungeranfällen und Erbrechen

Die Etablierung eines geregelten, ausgewogenen Essverhaltens kann als generelle Strategie zur Reduktion der Heißhungeranfälle und der kompensatorischen Maßnahmen (Erbrechen und/oder Abführmitteleinnahme) angesehen werden. Zusätzlich sollten aber spezifische Aktivitäten geplant werden, um das Auftreten von Heißhungeranfällen zu verringern bzw. verhindern. Diese Strategien können auch unabhängig von den möglicherweise zu Grunde liegenden Problembereichen hilfreich sein, wenngleich sie Lösungsansätze auf der Ebene der Problembereiche nicht ersetzen. Hierzu gehören *Stimuluskontrolltechniken*, andere *Selbstkontroll-* oder *Selbsthilfemöglichkeiten* sowie die Planung von *Alternativverhalten*.

Stimulus-kontrolle *Stimuluskontrolltechniken* als eine Methode der Selbststeuerung dienen hier dazu, das Problemverhalten (z. B. Heißhungeranfälle) unter Stimuluskontrolle zu bringen, also die Reizbedingungen, unter denen das problematische Verhalten auftritt, systematisch zu beseitigen oder einzugrenzen. Diese Techniken wurden ursprünglich im Rahmen der Adipositastherapie verwendet (Pudel, 1978) und in unterschiedlichem Ausmaß in kognitiv-verhaltenstherapeutischen Konzepten eingesetzt, um ein geregeltes Essverhalten zu etablieren („Essensregeln"). Typische Beispiele im Zusammenhang mit Übergewicht bzw. Überessen betreffen die Beschränkung anderer Aktivitäten beim Essen (lesen, Radio hören), den Ort des Essens (Essen an einem festgelegten Platz, nicht im Stehen vor dem Kühlschrank), den Umgang mit Essen (Reste auf dem Teller lassen, übrig gebliebenes Essen wegwerfen), Vorratshaltung (vor allem was das Vorhandensein „gefährlicher", also verbotener Lebensmittel angeht), Einkaufen (nur das, was vorher auf einer Liste aufgeschrieben wurde; nur eine begrenzte Menge Geld mitnehmen; nicht einkaufen gehen, wenn man hungrig ist) etc. Diese Techniken sind als vorübergehende Hilfe gedacht, um wieder mehr Kontrolle zu erzielen. Sie stellen keine dauerhaften Maßnahmen dar (vgl. „Regeln im Umgang mit Essen", S. 73).

Selbstkontrolle und Ressourcen Weitere Strategien zur Reduktion der Heißhungeranfälle sollten an den vorhandenen Ressourcen der Patientinnen ansetzen, d.h. aus Situationen abgeleitet werden, in denen es der Patientin gelungen ist, Heißhungeranfälle zu verhindern. Dies werden in der Regel eher kurzfristig wirksame Strategien sein (gezielte Ablenkung, Versuche des Aufschiebens, Verzögerns etc.). Da manche Patientinnen praktisch alles, was sie zu sich nehmen, wieder erbrechen, kann die konkrete Planung von Aktivitäten oder Verabredungen, die mit dem Auftreten von Heißhungeranfällen nicht vereinbar sind, kurzfristig hilfreich sein.

> **Beispiele für *kurzfristige Strategien* im Umgang mit Heißhungeranfällen:**
>
> - Eine Freundin oder einen Freund besuchen oder anrufen, wenn ein Heißhungeranfall bevorsteht
> - Sich nach dem Essen mit jemandem zu einem Spaziergang verabreden (um Erbrechen zu verhindern)
> - Freizeitaktivitäten für eine bestimmte Zeit (vor allem für „kritische" Tageszeiten) genau im Voraus planen
> - Ein Bad nehmen in Situationen der Anspannung etc.
> - Sportliche Aktivitäten

Die individuell wirksamen Strategien lassen sich in der Regel nach einigen Wochen der Selbstbeobachtung anhand der Protokolle von den Patientinnen selbst zusammenfassen.

Neben diesen eher kurzfristig wirksamen Strategien können auch eher langfristig orientierte *Alternativverhaltensweisen* zum Umgang mit dem problematischen Essverhalten eingesetzt werden. Als Folge der Essstörung haben Patientinnen häufig viele ursprünglich sehr wichtige Aktivitäten vernachlässigt; diese sind auf Grund der ständigen Beschäftigung mit dem Essen oftmals gar nicht mehr präsent. Dazu gehören auch viele „genussvolle" Aspekte aus dem Leben der Patientinnen. Eine Aufgabe im Rahmen der Therapie kann daher z.B. darin bestehen, sich derartige „positive Aktivitäten" wieder in Erinnerung zu rufen. Dies kann entweder unter Zuhilfenahme entsprechender „Verstärkerlisten" (z.B. LEV, Schulte, 1974; Liste angenehmer Ereignisse, Hautzinger et al., 1992) durchgeführt werden oder die Patientinnen stellen eine eigene „persönliche" Liste auf. Diese Aktivitäten können dann als direkte Alternativstrategien in „kritischen" Situationen verwendet werden. **Langfristige Alternativverhaltensweisen**

Bei der Erarbeitung und Umsetzung gezielter Alternativen zum Umgang mit dem problematischen Essverhalten spielt auch das *Bewusstmachen von Kontrolle* und das *Verdeutlichen von Verantwortung für das Problemverhalten* eine wichtige Rolle. Da die Patientinnen sich der Symptomatik oft hilflos ausgeliefert fühlen, werden einerseits noch vorhandene Möglichkeiten der Kontrolle oft nicht mehr adäquat wahrgenommen bzw. vorzeitig aufgegeben. Anderseits ziehen sich manche Patientinnen auch vorschnell auf die Position zurück, das problematische Essverhalten nicht beeinflussen zu können („da musste ich einfach erbrechen", „das musste einfach raus", „das blieb nicht drin"), oder machen andere Personen oder Umstände dafür verantwortlich. Aus diesem Grund achten wir im Sprachgebrauch auch sehr darauf, die aktive Rolle der Patientin im Zusammenhang mit dem problematischen Essverhalten immer wieder zu betonen, ohne dass es dabei um Schuldzuweisungen geht oder von therapeutischer Seite in eine Vorwurfshaltung verfallen wird. Äußerungen wie die zuvor genann- **Bewusstmachen von Kontrolle und Verantwortung**

Aktive statt passive Rolle

ten, die die Patientin eher als Opfer ihrer Essstörung sehen, werden daher von therapeutischer Seite sofort hinterfragt und korrigiert (z. B. „ich kann nachvollziehen, dass es für Sie sehr schwierig wäre, in dieser Situation nicht zu erbrechen, aber es ist durchaus möglich und wir sollten überlegen, was dabei zukünftig für Sie hilfreich sein könnte").

Die folgenden Fragen können dazu dienen, diese Einstellungen zu hinterfragen und Kontrolle und Eigenverantwortung über die Symptomatik zu verdeutlichen:

Fragen zur Verdeutlichung von Kontrolle und Eigenverantwortung:
– Welche Möglichkeiten der Selbstkontrolle ergeben sich aus der Problemanalyse; unter welchen Bedingungen tritt das problematische Essverhalten gar nicht oder deutlich seltener auf (z. B. im Urlaub)? Was hat die Patientin selbst dazu beigetragen, wie hat sie es geschafft?   – Was passiert, wenn Heißhungeranfälle durch bestimmte Umstände oder unerwartete Ereignisse verhindert werden? Wie fühlt die Patientin sich anschließend, wie stark ist das Bedürfnis noch zu erbrechen etc.?   – Was passiert, wenn Heißhungeranfälle durch unerwartete Ereignisse „aufgeschoben" oder „abgebrochen" werden?   – Würden die Heißhungeranfälle auch auftreten, wenn Erbrechen nicht möglich wäre?   – Sprachgebrauch: Verwendung von „Müssen" hinterfragen und korrigieren

Je genauer die auslösenden Bedingungen anhand der Selbstbeobachtung erfasst wurden, desto konkreter können alternative Aktivitäten und Strategien geplant werden. Ergibt die Analyse der Auslösebedingungen bzw. der Funktionalität der Essstörung (s. u.) jedoch schwerwiegende zu Grunde liegende Problembereiche (wie z. B. eine massive Störung im Bereich der Partnerschaft, Abgrenzungsprobleme von den Eltern, Probleme im Beruf), so sind diese Strategien möglicherweise nur kurzfristig (wenn überhaupt) wirksam. Im Einzelfall kann dann der Umgang mit den spezifischen Problembereichen Vorrang haben. Die genannten Strategien können jedoch zumindest die Funktion erfüllen, das häufig vorherrschende Gefühl von Ausgeliefertsein und Kontrollverlust zu verändern und damit motivationssteigernd wirken.

4.1.4.5 Reaktionsverhinderung

Reizkonfrontation und Reaktionsverhinderung sind spezifische verhaltenstherapeutische Techniken, die ursprünglich im Zusammenhang mit der Behandlung von Angststörungen entwickelt wurden. Vorwiegend im englischsprachigen Raum wurden sie in ihrer Anwendung auf bulimische Essstörungen im Rahmen von kontrollierten Therapiestudien überprüft. Die Wirksamkeit dieser spezifischen Therapiebausteine hat sich – im Verhältnis zu den übrigen kognitiv-verhaltenstherapeutischen Elementen – als eher gering erwiesen (vgl. Kap. 4.2.1), so dass sie kaum Eingang in die manualgestützten Therapiekonzepte gefunden haben. Unsere praktische Erfahrung deckt sich weitgehend mit diesen empirischen Befunden. Allerdings können diese Techniken durchaus im Einzelfall zusätzlich zu den anderen Behandlungselementen eine Unterstützung darstellen. Bei Patientinnen, die besonders ausgeprägte Ängste vor bestimmten Nahrungsmitteln haben oder über extrem geringe Selbstkontrollmöglichkeiten verfügen (z.B. jede aufgenommene Nahrung sofort erbrechen), kann es durchaus hilfreich sein, wenn die Therapeutin die Patientin beim Essen dieser „verbotenen" Nahrungsmittel begleitet und mit ihr in der Situation verbleibt, bis die Angst zu erbrechen deutlich zurückgegangen ist. Aber auch in diesen Fällen können derartige Maßnahmen immer nur eine vorübergehende Strategie zum Aufbau von Kontrolle darstellen, und die Patientin sollte möglichst früh versuchen, die Kontrolle alleine und selbstständig aufzubauen.

4.1.5 Identifikation und Bearbeitung zu Grunde liegender Problembereiche

Neben der Veränderung des Essverhaltens richtet sich ein *zweiter* wichtiger Schwerpunkt kognitiv-verhaltenstherapeutischer Behandlungskonzepte auf die Bearbeitung der dem gestörten Essverhalten zu Grunde liegenden Problembereiche bzw. Konflikte. Der Umgang mit den Problembereichen hat in der Praxis aus unserer Sicht mindestens den gleichen Stellenwert wie der Umgang mit der spezifischen Symptomatik (Essverhalten, Gewicht und Heißhungeranfälle etc.), auch wenn die Darstellung dieser spezifischen Elemente mehr Raum einnimmt. Die Beschreibung des konkreten therapeutischen Vorgehens im Zusammenhang mit den zu Grunde liegenden Problembereichen ist aber schwieriger (da unspezifischer) als für den Bereich Essverhalten/Gewicht und lässt sich weniger gut in Form einzelner, systematisch aufeinander aufbauender therapeutischer Schritte darstellen. Ähnlich wie es z.B. im Rahmen einer verhaltenstherapeutischen Depressionsbehandlung einerseits eher spezifische Elemente im Umgang mit bestimmten Anteilen der depressiven Symptomatik gibt (z.B. die Steigerung positiver und der Abbau depressionsfördernder, belastender Aktivitäten), existieren daneben in der Regel andere weniger spezifische therapeutische Elemente, die sich mit der Bearbeitung der Problembereiche beschäftigen, durch die die Depression aufrecht erhalten wird (z.B. Selbstwertprobleme, Probleme im Bereich der Familie oder Partnerschaft). Der Umgang mit letzterem dürfte sich *zwischen* beiden Störungsbildern (Essstörungen und Depression) sehr viel weniger unterscheiden als der Umgang mit der jeweils

Stellenwert von spezifischer Symptomatik und zu Grunde liegenden Problembereichen ist vergleichbar

79

spezifischen Symptomatik. Die generellen Elemente und Phasen eines systematischen verhaltenstherapeutischen Vorgehens sind beispielsweise in Kanfer, Reinecker und Schmelzer (2000, Teil II, Phase 5) ausführlich beschrieben. Es scheint uns daher sinnvoller, die Identifikation von und den Umgang mit zu Grunde liegenden Problembereichen exemplarisch zu verdeutlichen, anstatt auf einzelne verhaltenstherapeutische Standardtechniken oder Therapieprozessphasen einzugehen.

Identifikation der zu Grunde liegenden Problembereiche

Die Identifikation der individuell zu Grunde liegenden und aufrechterhaltenden Problembereiche ergibt sich immer aus der Problemanalyse bzw. dem funktionalen Bedingungsmodell der Störung (vgl. Kap. 3.1), das sowohl die ursprünglich auslösenden Faktoren der Störungsentwicklung wie auch die aktuellen Steuerungsbedingungen bzw. aufrechterhaltenden Faktoren beinhaltet. In der Praxis können die folgenden Quellen konkrete Hinweise für Problembereiche, die einen funktionalen Zusammenhang mit der Störung aufweisen, liefern:

Hinweise auf Problembereiche Wichtige Hinweise können sich aus der *Vorgeschichte* der Störung bzw. bedeutsamen *biografischen Ereignissen* (z. B. Traumata, Trennungs- oder Verlusterlebnisse) ergeben. Auch anhand der Aufzeichnungen über auslösende und aufrechterhaltende Bedingungen im Rahmen der *Selbstbeobachtung* lassen sich individuell bedeutsame Problembereiche (z. B. Partnerschaftskonflikte, berufliche Überforderungssituationen) erkennen. Darüber hinaus kann die Gestaltung der *therapeutischen Beziehung* durch die Patientin bzw. ihr (verbales wie nonverbales) *Verhalten in der Therapie* oder ihre *Interaktion in der Gruppe* über bedeutsame zu Grunde liegende Problembereiche (z. B. übermäßiges Kontrollbedürfnis, Abhängigkeitsängste, Angst vor Verantwortungsübernahme) Aufschluss geben.

Die der Essstörung zu Grunde liegenden Problembereiche oder Konflikte variieren individuell sehr stark. Zu den häufigsten – wenn auch nicht unbedingt für Essstörungen spezifischen – gehören eine Selbstwertproblematik bzw. niedriges Selbstwertgefühl, extremes Leistungs- und Perfektionismusstreben, ein starkes Bedürfnis nach Kontrolle und Autonomie, mangelnde Selbstständigkeit, Angst vor Verantwortung, erhöhte Impulsivität, Probleme mit der Ablösung vom Elternhaus, Probleme in Beziehungen zu anderen Menschen (Eltern, Partner) wie z. B. Abgrenzungs- oder Durchsetzungsprobleme, Angst und Unsicherheit in der Beziehung zu anderen Menschen und Probleme im Bereich der Sexualität.

Bei bulimischen Patientinnen werden die zu Grunde liegenden Problembereiche manchmal erst mit der Veränderung der bulimischen Symptomatik

80

deutlich oder treten dann in den Vordergrund. Wenn die Patientinnen mit Hilfe der Therapie in der Lage sind, ihr problematisches Essverhalten zu verändern, Heißhungeranfälle seltener oder überhaupt nicht mehr auftreten, kommen manche Problembereiche buchstäblich erst „an die Oberfläche". Mit der Reduktion der primären Symptomatik fällt auch – zumindest teilweise – eine Möglichkeit des Umgangs mit Spannungen oder unangenehmen Gefühlszuständen weg, für die dann neue Bewältigungsstrategien erarbeitet werden müssen. Zu diesem Zeitpunkt besteht gleichzeitig die Gefahr, dass die Patientinnen depressiv werden, da ihre bisherigen Möglichkeiten des Umgangs mit belastenden Gefühlen und Situationen wegfallen, vor denen die bulimische Symptomatik sie bisher geschützt hat.

Beispiel

Eine 36-jährige bulimische Patientin kommt in die Therapie, da sie sehr unter ihrem bulimischen Verhalten leidet. Außerdem könne sie körperliche Nähe kaum ertragen und fühle sich sowohl von ihrem Ehemann als auch von ihren beiden Kindern (7 und 5 Jahre) häufig bedrängt, da sie deren Gefühle nur bedingt erwidern könne. Sie geht davon aus, dass sich beide Problembereiche durch Beseitigung der Bulimia nervosa bessern könnten, da sie vor ihrem erstmaligen Auftreten (vor 5 Jahren) auch im Bereich körperlicher Nähe keine Probleme gehabt habe. Im Laufe der Therapie kommt es zwar zu einer deutlichen Besserung der bulimischen Symptomatik, aber immer wieder auch zu Rückfällen. Durch Analyse der entsprechenden auslösenden Situationen des bulimischen Verhaltens wird mit der Zeit deutlich, dass zwei Hauptbereiche zu erhöhter Spannung – und nachfolgend zu bulimischen Verhalten – bei der Patientin führen: 1. Wenn ihre Aufmerksamkeit in besonderer Weise auf ihren Körper gerichtet ist (z. B. im Zusammenhang mit Sexualität, Saunabesuchen mit der Familie, beim Kauf neuer Kleidungsstücke) und 2. wenn sie sich durch ihren Ehemann und/oder die Kinder sehr eingeengt fühlt. Der 1. Problembereich hängt primär damit zusammen, dass die Patientin nach den beiden Schwangerschaften nicht mehr ihr ursprüngliches Gewicht erreichen konnte (ca. + 5 kg) und sie aus ihrer früherern „tollen Figur" sehr viel Selbstwert zog. Ihr Mann hingegen, der auch sehr gewichts- und körperbetont lebt, konnte sein Gewicht unverändert über die letzten Jahre beibehalten. Die Patientin glaubt zu „wissen", dass er es schöner fände, wenn sie wieder ihr altes Gewicht hätte, obwohl er dies nie explizit geäußert hat. Sobald ihr dieses „Problem" bewusst wird, schränkt sie die Nahrungsaufnahme ein, was relativ schnell in bulimischem Verhalten resultiert. Hinsichtlich des 2. Problembereichs wurde im Laufe der Therapie immer deutlicher, dass die Patientin sich sowohl von ihrem Ehemann als auch von den Kindern sehr eingeschränkt fühlte und gelegentlich in der Bulimie eine „Befreiung von allem" empfand. Anschließend entwickelte sie jedoch Schuldgefühle „auf Grund dieses absonderlichen Verhaltens", was zu starkem Rückzugsverhalten, Abwehr von körperlicher Nähe und einer Zunahme von selbstabwertenden Kognitionen und Schuldgefühlen führte.

Bearbeitung der Problembereiche

Für die Bearbeitung der individuell bestehenden Problembereiche gibt es grundsätzlich verschiedene Möglichkeiten, die im Einzelfall in unterschiedlichem Ausmaß Berücksichtigung finden können:

Möglichkeiten der Bearbeitung von Problembereichen Je nach Art des Konflikts kann eine *Verbesserung der allgemeinen Problemlösefähigkeiten* der Patientin oder der *Aufbau neuer Kompetenzen* (z. B. die Verbesserung sozialer Kompetenzen durch ein Selbstsicherheitstraining) angezeigt sein. Im Falle eines Konflikts mit Eltern oder dem Partner wird der *Einbezug von Familienangehörigen bzw. des Partners* notwendig werden. Weitere Möglichkeiten liegen in der *Planung konkreter, auf kritische Situationen bezogene Alternativen* zum Problemverhalten (z. B. unter Zuhilfenahme von *positiven Aktivitäten*) oder im Einsatz *kognitiver Techniken* (vgl. Kap. 4.5) zur Korrektur der verzerrten Wahrnehmung zu Körper, Gewicht oder Einstellungen zur eigenen Person.

Einbezug der Familie insbesondere bei jüngeren Patientinnen Die Ergebnisse einer familientherapeutischen Studie (Russell et al., 1987) deuten darauf hin, dass vor allem Patientinnen, bei denen der Erkrankungsbeginn vor dem 19. Lebensjahr lag, eher von einem Vorgehen profitieren, das die Familie miteinbezieht, als von einer Einzeltherapie. In der Praxis empfiehlt sich u. E. besonders bei Patientinnen, die noch in der Ursprungsfamilie leben der Einbezug der Familienmitglieder. Dies kann auch als zusätzliches Behandlungsangebot zu der mit der Patientin durchgeführten Behandlung erfolgen und sollte – je nach Konfliktlage und Therapieverlauf – flexibel gehandhabt werden.

Oftmals werden in der Praxis mehrere der oben genannten Möglichkeiten zur Anwendung kommen. Je nach Art des zu Grunde liegenden Problembereichs können diese in unterschiedlicher Reihenfolge notwendig und sinnvoll sein.

Beispiel
Eine 17-jährige, stark untergewichtige anorektische Patientin kommt in der stationären Therapie zunächst gut voran. Sie nimmt die wöchentlich geforderten 700 g scheinbar problemlos zu und kann ihr Essverhalten bzgl. Regelmäßigkeit, Portionsgrößen und Ausgewogenheit innerhalb von wenigen Wochen nahezu mühelos verändern. Sie wird von den Mitpatienten sehr geschätzt, ist auch in den Gruppentherapien sehr aktiv und unterstützend. Das Team und auch die junge Bezugstherapeutin ist mit dem Therapieverlauf der Patientin sehr zufrieden. Vier Wochen vor Ent-

lassung „bricht" es jedoch aus ihr heraus: „Ich habe es satt, ständig immer die Erwartungen aller zu erfüllen. Zu Hause halten mich alle für die Starke und auch hier in der Therapie habe ich das Gefühl, niemanden enttäuschen zu dürfen und alle Forderungen erfüllen zu müssen." Nach der Auswertung eines kurz nach der Einzeltherapie stattgefundenen Familiengesprächs wird in der folgenden Supervision deutlich, dass die Patientin auf Grund *eigener höchster Leistungsanforderungen* (die schon vor dem 6. Lebensjahr bei der Patientin zu beobachten waren) bereits vor Beginn der anorektischen Symptomatik unter starken Stress geriet, da die Anforderungen immer zahlreicher wurden. Sie reagierte mit einer ersten depressiven Phase und entwickelte in diesem Zusammenhang eine Appetitlosigkeit mit entsprechendem Gewichtsverlust, was in den nächsten Monaten zum Vollbild einer anorektischen Symptomatik führte. Im weiteren Verlauf der Therapie wurde daher mit der Patientin – neben den Problemen im Essens- und Gewichtsbereich – verstärkt an der Hinterfragung ihrer Leistungsansprüche und der konkreten Umsetzung (im Sinne von Entlastung) im Alltag nach der Klinik gearbeitet.

Eine für Einzel- wie Gruppentherapie anwendbare Möglichkeit der Strukturierung und Bearbeitung der zu Grunde liegenden Problembereiche stellt das *„goal-attainment scaling"* („Zielerreichungsskalierung"; Kiresuk & Sherman, 1968) dar. Es handelt sich dabei um eine Art strukturiertes Problemlösevorgehen, bei dem jede Patientin zuerst ihre individuellen Problembereiche beschreibt, anschließend lang- und kurzfristige Ziele formuliert und in der Therapie die konkreten Schritte zur Umsetzung plant, durchführt und zu festgelegten Zeitpunkten anhand einer mehrstufigen Zielerreichungsskala bewertet. Je nach Art der Bewertung der Schritte werden dann neue Ziele angesteuert oder einzelne Schritte zur Erreichung bisheriger Ziele überdacht und verändert. Diese Art des Vorgehens setzt natürlich voraus, dass die Patientin bereits einige ihrer Problembereiche benennen kann.

Zielerreichungsskalierung

Die Patientinnen beginnen oft mit den für sie „offensichtlichsten" Problemen im Bereich des Essverhaltens und Gewichts. Neben den oben genannten Möglichkeiten der Identifikation der Problembereiche kann die Patientin sich auch an einer Liste mit häufig auftretenden, „typischen" Problemen orientieren (vgl. auch Meermann & Vandereycken, 1987).

Dieses Vorgehen empfiehlt sich vor allem für eine Gruppentherapie, da die Auswahl und Bearbeitung der Problembereiche in der Gruppe für andere Patientinnen Modellcharakter hat. Manche „Problemlösungsstrategien" können von anderen Patientinnen direkt übernommen werden bzw. sie stellen fest, welche Lösungen für sie selbst gar nicht in Frage kommen. Die konkreten Schritte zur Erreichung der aufgestellten Ziele können dabei sehr unterschiedlich ausfallen.

Eine 19-jährige Anorexie-Patientin beschreibt als wichtigen Problembereich mangelndes Selbstbewusstsein und Selbstvertrauen in verschiedenen Lebensbereichen. Dies äußert sich z. B. in Gefühlen von Unsicherheit im Umgang mit anderen Personen („so wie ich aussehe, mag mich sowieso niemand"), in starken Minderwertigkeitsgefühlen in Leistungs- und Entscheidungssituationen („die anderen machen sowieso alles besser", „wenn ich etwas mache, ist es einfach nie gut genug"), Perfektionismusstreben („wenn ich etwas nicht perfekt mache, kann ich es gleich lassen") und in der Unfähigkeit mit Kritik anderer umzugehen („ich werde das nie richtig machen", „die mögen mich sowieso nicht", „am besten versuche ich es erst gar nicht mehr").

Ein zweiter, damit teilweise in Zusammenhang stehender Problembereich betrifft die Beziehung zu ihren Eltern. Vor allem den Vater hat die Patientin immer als großes Vorbild erlebt, der alle Dinge im Leben perfekt, souverän und ohne sich durch Gefühle beeinträchtigen zu lassen, meistert. Zeichen von Schwäche (körperlicher und seelischer Art) hat die Patientin fast nie an ihm erlebt, er hat – in ihren Augen – immer alle Situationen im Griff. In Auseinandersetzungen mit ihm bzw. in Situationen, in denen sie anderer Meinung ist, erlebt sie ihn als stets gut informiert, kompetent, schlagfertig und sachlich, sich selbst hingegen als hilflos, unfähig, inkompetent und unterlegen. Eine andersartige Meinung traut sie sich daher auch kaum noch zu äußern. Entscheidungen trifft sie fast nie ohne die Eltern zu fragen, da sie befürchtet, wichtige Punkte zu übersehen bzw. glaubt zu wissen, dass diese es sowieso besser machen würden. Dadurch ist die Patientin einerseits noch stark an ihr Elternhaus gebunden und fühlt sich in vielen Bereichen sehr unselbstständig, andererseits kommt es im Zusammenhang mit Entscheidungen häufig zu Streit mit den Eltern, v.a. dem Vater.

Für die genannten Problembereiche hat die Patientin die folgenden Ziele und Schritte formuliert:

- *Langfristiges Ziel:* Selbstwertgefühl im Leistungsbereich verbessern
- *Kurzfristige Ziele/Schritte:*
    a) In Leistungssituationen nicht immer nur Spitzenleistungen erwarten; Anforderungen an mich selbst reduzieren (mit „gut" statt „sehr gut" zufrieden sein).
    b) Eigene Erfolge/Teilerfolge besser wahrnehmen (aufschreiben!) und anerkennen.
    c) Misserfolge akzeptieren, ohne mich deshalb gleich zu verachten; sie neu bewerten, daraus lernen für die Zukunft.
    d) In Situationen, in denen ich mich unter Druck fühle (z.B. wenn ich beim Job Fehler mache) überlegen und aufschreiben, welche anderen (menschlichen) Fähigkeiten, die ich habe hier noch wichtig sind.
- *Langfristiges Ziel:* Loslösung vom Elternhaus, allgemein mehr Unabhängigkeit

- *Kurzfristige Ziele/Schritte*:
  a) Mit den Eltern besprechen, dass ich ausziehen möchte und Auszug aus dem elterlichen Haus.
  b) Danach erst wieder langsame Annäherung, damit auch wieder vernünftige Gespräche geführt werden können, ohne gleich in Streit auszubrechen.
  c) Mir klarer werden über meine beruflichen Pläne; dafür erst einmal selbst Informationen einholen. Mir überlegen, inwieweit ich meine Eltern einbeziehen will und was ich allein entscheiden möchte.
  d) Meinen Eltern deutlich machen, dass ich mich an sie wende, wenn ich ihre Hilfe möchte und nicht, dass sie mir sagen, was die beste Lösung wäre.

4.1.6 Kognitive Techniken

Kognitive Techniken (vgl. Garner & Bemis, 1982) spielen in verhaltenstherapeutischen Behandlungskonzepten für Essstörungen bereits seit längerer Zeit eine große Rolle. Die Patientinnen sollen lernen, die häufig verbreiteten verzerrten Einstellungen zu Körper und Gewicht zu identifizieren und durch rationalere Einstellungen zu ersetzen. Ähnlich wie depressive Patientinnen haben essgestörte Patientinnen häufig ein „schwarz-weiß"-Denken bezogen auf die eigene Person und auf die Bedeutung von Körper und Gewicht bzw. neigen zu verschiedenartigen kognitiven Verzerrungen (siehe Kasten). Auch bezogen auf die Therapie bestehen oftmals völlig unrealistische Erwartungen. So äußerte sich z. B. eine Patientin in der zweiten Therapiestunde völlig enttäuscht darüber, dass sich bei ihr bezüglich des Essverhaltens „immer noch nichts geändert habe".

Identifikation und Korrektur verzerrter Einstellungen

1. Dichotomes oder Alles-oder-Nichts-Denken
− „Wenn ich wieder mit dem Essen anfange, kann ich nicht mehr aufhören."
− „Ich muss mein Gewicht kontrollieren, sonst gerät alles außer Kontrolle."
− „Ich kann es mir nicht leisten, die Erwartungen anderer nicht mehr zu erfüllen, da ich das immer gemacht habe."
− „Ich kann nicht normal essen: Entweder ich fresse oder esse gar nichts."
− „Für mich zählen nur Bestleistungen, warum lebt man denn sonst?"
− „Wenn man schon so einfache Dinge wie das Essen nicht hinbekommt, ist man auch nichts wert."
2. Personifizierung
− „Ich weiß genau, dass mich alle anschauen und abschätzen wieviel ich wiege."

- „Ich kann nicht mit anderen gemeinsam essen, da sie mich dabei genau beobachten werden."
- „Wenn ich in den Seminarpausen etwas essen würde, würden mich alle für haltlos halten."
- „Wenn ich jemanden mit Übergewicht sehe, denke ich gleich, dass ich auch bald so aussehen würde, wenn ich nicht aufpasse."
- „Nach dem Essen sehen alle, dass ich einen fetten Bauch habe."

3. Abergläubisches Denken

- „Fett macht fett."
- „Wenn ich mich zum Essen zwingen muss, geht das schon gar nicht."
- „Wenn ich nur daran denke, dass ich zuviel gegessen habe, muss ich gleich erbrechen."
- „Nach dem Essen *muss* ich einfach erbrechen."
- „Wenn ich normal essen würde, dann würde ich jede Woche mindestens 1 kg zunehmen."

4. Selektive Abstraktion

- „Nur wenn ich etwas geleistet habe, bin ich wert, etwas zu essen."
- „Wenn ich nicht jeden Tag das gleiche esse, verliere ich die Kontrolle."
- „Wenn ich meine Magersucht aufgebe, bin ich nichts besonderes mehr."
- „Wenn man Schwäche zeigt, ist man verloren."
- „Ich habe seit drei Jahren nichts Warmes mehr gegessen, folglich kann ich das jetzt auch nicht."
- „Wenn man einmal eine Essstörung gehabt hat, wird man die ein Leben lang haben."

5. Übergeneralisierung

- „Früher hatte ich ein normales Gewicht und war nicht glücklich; weshalb sollte mir heute eine Gewichtszunahme helfen?"
- „Bevor ich an Gewicht zugenommen habe, habe ich viele Süßigkeiten gegessen. Wenn ich jetzt wieder damit anfange, wie soll ich dann jemals ein normales Gewicht bekommen?"
- „Schlanksein ist doch in unserer Gesellschaft wichtig für Frauen. Wie soll man mich mögen, wenn ich ein normales Gewicht habe?"
- „Man wird doch nur gemocht und anerkannt, wenn man toll aussieht und alle geforderten Leistungen erbringt."
- „Wenn ich nur einmal meinem Freund gegenüber die Meinung sagen würde, würde der mich doch gleich rausschmeißen."

6. Übertreibung

- „Wenn ich normales Essen essen soll, sterbe ich."
- „Ich würde verrückt werden, wenn mich heute jemand auf mein Gewicht ansprechen würde."
- „Wenn ich fünf Pfund zunehmen würde, könnte ich nie wieder einen kurzen Rock tragen."

- „Ich kann nur Genuss beim Essen empfinden, wenn ich mich richtig gehen lasse."
- „Wenn Sie von mir verlangen, dass ich stationär behandelt werde, kann ich mich gleich umbringen."

Der Einsatz kognitiver Techniken zur Korrektur dieser verzerrten Wahrnehmungen lässt sich nicht als „expliziter" Teil des Vorgehens, der nur in bestimmten Stunden oder Phasen zur Anwendung kommt, beschreiben. Das Hinterfragen dieser Einstellungen bzw. die Konfrontation damit, das Deutlichmachen von Schwarz-Weiß-Denken und seinen Folgen, das Überprüfen der Einstellungen und Überzeugungen an der Realität ist ein Bestandteil jeder Therapiestunde.

Als zusätzliche Hilfe und Möglichkeit der Selbstbeobachtung und Überprüfung automatischer Gedanken können entsprechende Formblätter, wie sie aus der kognitiven Therapie der Depression bekannt sind (Beck et al., 1986), in etwas abgewandelter Form verwendet werden. Die Patientin soll dabei z. B. in Situationen, in denen ein Heißhungeranfall bevorsteht, ihre „automatischen Gedanken" beobachten und versuchen, rationalere Gedanken zu formulieren.

Ziel ist es, das Selbstbewusstsein der Patientinnen durch die Korrektur dieser irrationalen Einstellungen und den Aufbau alternativer Bereiche so zu stärken, dass Gewicht und Äußeres nicht mehr die entscheidende Rolle für das Selbstwertgefühl spielen. Dies ist auch im Hinblick auf die längerfristige Stabilität des im Rahmen der Therapie veränderten Verhaltens bedeutsam.

4.1.7 Die Bearbeitung der Körperschemastörung

Empirische Befunde zur Körperschemastörung

Wie bereits mehrfach erwähnt, steht bei anorektischen und bulimischen Patientinnen im subjektiven Erleben die massive Unzufriedenheit mit dem eigenen Körper in Verbindung mit einer in hohem Maße verzerrten Wahrnehmung des Körpers im Vordergrund. Extrem abgemagerte (anorektische) Patientinnen erleben und beschreiben sich als „fett", entgegen objektiver Kriterien (Gewicht, Kleidergröße etc.); normalgewichtige, schlanke (bulimische) Frauen sind tief verzweifelt über eine Gewichtszunahme von einem Kilogramm. Auffallend ist dabei weiterhin, dass die verzerrte Wahrnehmung auch unabhängig vom tatsächlichen Gewicht bestehen bleibt, Patientinnen sich also trotz stetigen Gewichtsverlusts immer noch als zu dick empfinden.

Die Störung des Körperschemas stellt nach den Kriterien der ICD-10 (Dilling et al., 1992) ein wesentliches Kriterium für die Diagnose einer Anorexia nervosa dar; bei Bulimia nervosa ist sie nicht explizit als Kriterium aufgeführt, geht aber dort indirekt mit ein, wo neben der krankhaften Furcht vor dem Dickwerden die subjektiv viel zu niedrige Gewichtsschwelle angesprochen ist, die die Betroffenen sich setzen sowie die übermäßige Bedeutsamkeit von Figur und Gewicht für die Selbstbewertung der Person angesprochen ist.

Das Konstrukt des Body-image ist in vielfältigen Untersuchungen auf verschiedene Art und Weise operationalisiert worden. Entsprechende Übersichtsarbeiten liegen vor (z.B. Meermann, 1991; Garner & Garfinkel, 1981; Cash & Brown, 1987). Insgesamt sind die Ergebnisse dieser Studien in hohem Maße uneinheitlich. Sowohl für anorektische als auch für bulimische Patientinnen ließ sich eine Überschätzung des Körperganzen oder von Teilen des Körpers ebenso wenig klar nachweisen wie die Spezifität der Störung im Verhältnis zu verschiedenen klinischen und nicht-klinischen Kontrollgruppen. Konsistenter sind jedoch die Befunde zum Zusammenhang zwischen dem Ausmaß der Körperschemastörung und der Prognose; stärkere Überschätzungen stellen danach einen Prädiktor für ein schlechteres Behandlungsergebnis, geringe Gewichtszunahme im Rahmen der Behandlung und eine langfristig ungünstigere Prognose dar.

Allerdings ist die Wirksamkeit einer direkten therapeutischen Beeinflussung der Körperschemastörung empirisch nach wie vor ungesichert. Während einige Autoren (Wooley & Wooley, 1985) der direkten Bearbeitung des gestörten Körperschemas mit gezielten Übungen (z.B. Spiegelübungen, Video-Feedback) hohe Bedeutung beimessen, vertreten andere die Auffassung, dass die Body-image-Störung mit Bearbeitung der zu Grunde liegenden Problembereiche und der Korrektur der verzerrten Einstellungen zu Körper und Gewicht indirekt beeinflusst wird und zurückgeht. Auf Grund der bislang ausstehenden empirischen Überprüfung der Wirksamkeit sowie des unzureichenden theoretischen Hintergrunds körperorientierter Vorgehensweisen müssen sie zum jetzigen Zeitpunkt mit Vorsicht beurteilt werden. Unabhängig davon werden gezielte körperorientierte Verfahren von Patientinnen im Rahmen einer Behandlung oder nach Beendigung der Behandlung teilweise aber sehr positiv beurteilt. Daher sollen im Folgenden nur beispielhaft einige Schwerpunkte dieses Vorgehens erläutert werden (vgl. auch Paul & Jacobi, 1991).

Konkretes Vorgehen im Rahmen der psychomotorischen Therapie

Zielsetzung einer psychomotorischen Therapie ist die bewusste Auseinandersetzung mit dem Körper bzw. den damit verbundenen negativen Gefühlszuständen. Die Patientinnen sollen über neue Erfahrungen, die sie mit dem eigenen Körper machen, lernen, ihre verzerrte Wahrnehmung zu korrigieren und ihren Körper langfristig besser zu akzeptieren. Hierfür bietet sich besonders ein gruppentherapeutisches Vorgehen an, da sowohl die Konfrontation mit Körperformen und -proportionen anderer Menschen als auch deren Rückmeldungen die Auseinandersetzung mit der eigenen (verzerrten) Wahrnehmung fördert. Entsprechende Übungen dazu können verschiedene Bereiche einschließen, z. B. rhythmische Übungen, Video-Feedback oder Übungen, die bestimmte Interaktionen in der Gruppe zum Gegenstand haben. Aus unserer Erfahrung haben sich vier Schwerpunkte im Rahmen der psychomotorischen Therapie bewährt (vgl. Paul & Jacobi, 1991), wobei die einzelnen Übungen eher heuristisch entwickelt worden sind und prinzipiell erweiterbar sind bzw. durch ähnliche andere ersetzbar sind:

Schwerpunkte im Rahmen der psychomotorischen Therapie

1. *Übungen zur Kontaktaufnahme:* Hier geht es in erster Linie um Übungen, bei denen die Patientinnen mit anderen in Kontakt treten und sie anfassen müssen, was vor allem anorektischen Patientinnen häufig schwer fällt.
2. *Vertrauensübungen:* Diese Übungen werden auch teilweise im Rahmen gestalttherapeutischer Vorgehensweisen eingesetzt. Die Patientinnen müssen sich anderen „anvertrauen", sich z. B. in einem größeren Kreis fallen- und auffangen lassen, sich von einer anderen Patientin mit verbundenen Augen führen lassen.
3. *Übungen zur Körpererfahrung:* Hierzu gehören Übungen, bei denen bestimmte Körperregionen (z. B. Rücken) abgetastet werden (als Vorstufe zu Massageübungen), Konfrontationsübungen vor dem Spiegel oder mit Videoaufnahmen, Entspannungsübungen, spezielle Atemübungen und Massageübungen.
4. *Übungen zum Köperausdruck:* Zur bewussteren Wahrnehmung und Verbesserung des Körperausdrucks dienen auch Bewegungsübungen nach Musik, freies Tanzen und pantomimische Übungen. Letztere können auch im Sinne eines nonverbalen Selbstsicherheitstrainings verstanden und eingesetzt werden.

Im Rahmen einer stationären Behandlung kann die psychomotorische Therapie Teil des Gesamtkonzeptes sein, das unterschiedliche Bereiche umfasst. Als vorteilhaft hat sich dabei erwiesen, wenn anorektische und bulimische Patientinnen in unterschiedlichen Stadien der Behandlung in einer Gruppe sind. Vor allem anorektische Patientinnen haben zu Beginn der Behandlung – in sehr abgemagertem Zustand – häufig große Schwierigkeiten mit der direkten Auseinandersetzung mit dem eigenen Körper. Dies äußert sich oft auch darin, dass sie bewusst versuchen, ihre Körperformen durch betont lockere, weite Kleidung zu verbergen. Umgekehrt kann aber für die (normalgewichtigen bis übergewichtigen) bulimischen Patient-

Psychomotorische Therapie als Teil des Gesamtkonzepts

innen die Konfrontation und der Vergleich mit den extrem dünnen anorektischen Patientinnen problematisch werden. Patientinnen, die bereits länger in der Klinik sind, können Modellfunktion übernehmen und motivierend wirken.

Die während der psychomotorischen Therapie auftretenden Gefühle und Reaktionen – wie z. B. oben beschrieben – sollten im Anschluss daran gemeinsam besprochen werden. Die Übungen können auch auf Video aufgezeichnet werden, und die Beobachtungen und Empfindungen dazu anschließend in der Gruppe besprochen werden (s. u.). Zusätzlich können die Erfahrungen der Körpertherapie im Rahmen der Einzel- oder Gruppentherapie besprochen werden.

Video-konfrontation

Neben den positiven Möglichkeiten, die in der Auseinandersetzung mit dem eigenen Körper und der Korrektur der verzerrten Körperwahrnehmung im Rahmen der psychomotorischen Therapie liegen, kann sie für einzelne Patientinnen durchaus auch sehr belastend wirken. Dies kann z. B. der Fall sein, wenn sich eine Patientin nach erfolgter Gewichtszunahme als viel zu dick empfindet bzw. wenn sich infolge der Gewichtszunahme bestimmte Körperregionen (Hüften, Po, Bauch) unverhältnismäßig stark ausbilden. In diesem Fall kann vor allem die Konfrontation mit dem Videobild für die Patientinnen sehr belastend wirken. Wichtig ist in diesem Fall immer wieder die Betonung der verschiedenen Aspekte der äußeren Erscheinung (s. u.) und nicht nur die Konzentration auf genau diese Körperpartien.

Im Rahmen ambulanter Behandlung werden die Übungen nur teilweise (als Teil der Gruppentherapie) integriert werden können. Hier sollten zusätzlich andere Anregungen zur Verbesserung des Körpergefühls gegeben werden. Beispielsweise werden eher „sanfte" körperbezogene Übungen (Entspannung, Yoga) auch in Fitnessstudios angeboten. Das Experimentieren mit Kleidung, neuer Frisur, Make-up etc. kann ebenfalls zur Verbesserung des Körpergefühls beitragen. Weitere konkrete Beispiele sind nachfolgend dargestellt.

Kleine Übungen zur Verbesserung des Körpergefühls:

– *Kleidung* dient oftmals als Auslöser für ein negatives Körpergefühl. Durch Kleidung kann man sowohl die Körperpartien betonen, die man mag, als auch solche, durch die wir uns angreifbar fühlen.
Folgende Anregungen können verhindern, dass ein negatives Körpergefühl durch Kleidung ausgelöst werden kann:
  – Kleidung, die nicht mehr passt, verschenken oder spenden,
  – bequeme Kleidung tragen,
  – Kleidungsstücke auswählen, die dem Körper schmeicheln.
– *Gespräche über Themen wie Figur und Gewicht* lösen oftmals negatives Körpergefühl aus. Hören Sie selbst mit Gesprächen über Figur, Gewicht und Diäten auf. Je mehr Sie über Ihren Körper sprechen, des-

to mehr werden Sie darauf konzentriert sein und desto weniger werden Sie damit zufrieden sein.

– Hinterfragen Sie das in den *Medien vertretene Schönheitsideal*. Frauenzeitschriften können zwar anregend sein und es kann Spaß machen, sie anzuschauen. Aber der Anblick von mageren Models kann zu einer völlig unrealistischen Wunschvorstellung des eigenen Körperbildes führen. Daher können wir uns unter Umständen schlechter fühlen, wenn wir Frauenzeitschriften anschauen. Betrachten Sie daher Frauenzeitschriften kritisch. Fragen Sie sich selbst „Wie viele Frauen, die ich kenne, haben Körper wie Models?" Außerdem sehen Models meist in der Realität nicht annähernd so gut aus wie auf den Fotos, da die Fotos so lange technisch verändert werden, bis sie perfekt aussehen.

– Hören Sie damit auf, Ihren Körper ständig mit dem anderer Frauen zu *vergleichen*. Dadurch werden Sie sich besser fühlen. Je mehr Sie Ihren Körper mit dem anderer Frauen vergleichen, desto unzufriedener werden Sie sein.

● *Besonderheiten bei Anorexia nervosa*

Bei anorektischen Patientinnen kann die Videokonfrontation ein unterstützendes Element bei der Bearbeitung der Körperschemastörung darstellen. Dabei wird die Patientin, die nur mit einem Bikini bekleidet ist, von einer Therpeutin mit einer Videokamera von allen Seiten aufgenommen. Die Patientin steht vor einer weißen Wand und die Kamera, die mit einem Zoom ausgestattet ist, „ertastet" den Köper in Zeitlupe in allen Proportionen. Während der Aufnahmen unterhält sich die Therapeutin mit der Patientin über deren Gefühle und Wahrnehmung hinsichtlich der einzelnen Körperpartien. Anschließend betrachten sich Therapeutin und Patientin zusammen die Aufnahmen. Die weit überwiegende Mehrzahl der Patientinnen reagiert positiv auf dieses Verfahren, indem sie die Wahrnehmung ihres abgemagerten Körperbildes anerkennen bzw. oft sogar erstaunt sind, wie abgemagert sie sind. Dies kann die Motivation zur Gewichtszunahme und Weiterführung der Therapie steigern. Nur selten kommt es vor, dass Patientinnen sich durch die Konfrontation in ihrer verzerrten Wahrnehmung ihres Körpers als zu dick bestätigt fühlen. Bei bulimischen Patientinnen haben wir hingegen bei der Mehrheit deutlich negative Reaktionen bei diesem Vorgehen festgestellt. Bei Betrachtung ihres Körperbildes reagierten sie nicht selten mit einer Bestätigung der bereits zuvor bestehende negativen Bewertung ihres Körpers (i.S. „ja, genauso schrecklich sehe ich aus, ich kann es nicht ertragen"). Daher würden wir dieses Verfahren nur solchen bulimischen Patientinnen empfehlen, die es ausdrücklich wünschen. Das Vorgehen kann prinzipiell im ambulanten wie auch stationären Bereich eingesetzt werden. Männliche Therapeuten sollten die Durchführung nur in Begleitung einer weiblichen Person vornehmen.

4.1.8 Stabilisierung, Rückfallanalyse und Rückfallprophylaxe

In der letzten Phase der Therapie steht die Stabilisierung des veränderten Verhaltens und der Umgang mit „kritischen" Situationen oder „Rückfällen" (z. B. in Anlehnung an das kognitiv-verhaltensorientierte Rückfall-Analyse-Schema von Marlatt, 1978, oder Cummings, Gordon & Marlatt, 1983) zunehmend im Vordergrund.

Ausblenden der Therapie und externer Kontrollen

Die bislang verwendeten Strategien zur Veränderung des problematischen Verhaltens (sowohl bezogen auf das Essverhalten als auch auf die zu Grunde liegenden Problembereiche) sollen weitergeführt werden. Mit einem schrittweisen Ausblenden der Therapie kann dann festgestellt werden, inwieweit diese Veränderungen auch unabhängig vom Therapeuten stabil bleiben. Gleichzeitig sollen andere externe Kontrollen (soweit bislang berücksichtigt) abgebaut werden, die Patientinnen sollen sich z. B. bei ihren Mahlzeiten weniger stark von kognitiver Steuerung beeinflussen lassen, sondern sich vermehrt nach Hunger- und Sättigungsgefühlen richten.

Identifikation und Analyse von Rückfall-situationen

Hat sich im Rahmen der bisherigen Therapie die primäre Symptomatik gebessert oder ist die Patientin inzwischen weitgehend symptomfrei, geht es jetzt in erster Linie darum, die auftretenden „Rückfall"- oder „Risiko"-Situationen zu erkennen und hinsichtlich ihrer Auslösebedingungen zu analysieren. Hierfür können z. B. die zu Beginn der Therapie verwendeten Selbstbeobachtungsbögen benutzt werden. Die Art der Auslöser hat sich vermutlich gegenüber dem Beginn der Behandlung verändert. Sofern sich das Essverhalten – zumindest teilweise – normalisiert hat, wird „Hunger" als Auslöser weniger häufig auftreten. Hingegen werden die noch bestehenden Problembereiche eine stärkere Rolle spielen und es muss deutlich werden, an welchen dieser Problembereiche die Patientin auch nach Beendigung der Therapie weiterarbeiten muss. Diese sowie die in der Vergangenheit erfolgreichen Strategien kann sie zusammenfassend notieren und in Krisensituationen als Erinnerungshilfe verwenden.

Im Anschluss an eine stationäre Behandlung wird bei den meisten Patientinnen zur Stabilisierung der Veränderungen eine weiterführende ambulante Therapie notwendig sein. Im geschützten Rahmen der Klinik sind Veränderungen zwar einerseits leichter erreichbar, andererseits aber beim Übergang in den Alltag auch oftmals weniger stabil. Bei Patientinnen in schwierigen sozialen oder familiären Situationen stellt sich häufig auch die Frage nach dem Auszug aus dem Elternhaus und damit nach alternativen Wohnmöglichkeiten. Speziell für essgestörte Patientinnen sind z. B. von der Selbsthilfeorganisation ANAD in den letzten Jahren Wohnprojekte i. S. eines betreuten Wohnens entwickelt worden, die den Übergang in den Alltag im Anschluss an einen Klinikaufenthalt erleichtern, wobei sie die Stabilität der erzielten Veränderungen (z. B. hinsichtlich des Gewichts) voraussetzen. Allerdings sind Angebote in diesem Bereich sehr beschränkt. Generell wäre ein größeres Angebot an Behandlungsmöglichkeiten im halbstationären oder tagesklinischen Bereich bzw. die Möglichkeit eines flexibleren Wechsels zwischen ambulantem und stationärem Vorgehen für Patientinnen mit Essstörungen wünschenswert.

4.2 Stand der Therapieforschung bei Anorexia nervosa

Die Therapieforschung zur Behandlung der Anorexia nervosa ist gekennzeichnet durch einen gravierenden Mangel an kontrollierten Studien sowie einer Vielfalt anderer methodischer Probleme. Aussagen zur Wirksamkeit spezifischer Behandlungsansätze können daher kaum getroffen werden. Allerdings fehlen auch Wirksamkeits-Studien bei Anorexia nervosa, d. h. Studien, die Behandlungseffekte unter klinischen bzw. Praxisbedingungen untersucht haben. Die nachfolgenden Aussagen müssen daher unter diesen generellen Vorbehalten betrachtet werden.

Kaum kontrollierte Studien bei AN

4.2.1 Psychotherapeutische Verfahren

Die ersten (unkontrollierten) Studien zur Behandlung der Anorexia nervosa stammen aus den 60er Jahren. Die damals in erster Linie angewandten Techniken (systematische Desensibilisierung, Informationsfeedback, Contract-Management-Techniken, operante Verfahren) gehören zu den verhaltenstherapeutischen Methoden. Contract-Management und operante Verfahren werden auch heute noch eingesetzt, allerdings meist eingebettet in ein stationäres Behandlungskonzept. In den wenigen kontrollierten Studien kamen ebenfalls überwiegend verhaltenstherapeutische Verfahren zur Anwendung bzw. waren auch im Rahmen von psychodynamischen Ansätzen Bestandteil des Gesamtkonzepts. Insgesamt wird die Beurteilung der Wirksamkeit durch die kleine Zahl kontrollierter Studien, die Konfundierung der dort eingesetzten Verfahren mit vielfältigen anderen Methoden sowie eine Vielzahl anderer methodischer Schwierigkeiten erheblich erschwert (vgl. Jacobi, Dahme & Rustenbach, 1997). Zusammenfassend lässt sich feststellen, dass die kurzfristige Wirksamkeit operanter verhaltenstherapeutischer Methoden zur Gewichtssteigerung gut belegt ist, während sich zu ihrer langfristigen Wirksamkeit aus Mangel an kontrollierten Therapiestudien wenig sagen lässt. Verhaltenstherapeutische Behandlungskonzepte scheinen zu einer schnelleren Gewichtszunahme mit kürzerem stationären Aufenthalt gegenüber anderen Konzepten zu führen (Agras, 1987). Die zu einseitige Betonung dieses Aspekts kann jedoch problematisch sein, da Rate

Wirksamkeit operanter Verfahren kurzfristig belegt

und Geschwindigkeit der Gewichtszunahme keinen Prädiktor für den langfristigen Erfolg darstellen. Inwieweit die zusätzliche Anwendung kognitiver Techniken zur Korrektur der verzerrten Einstellungen und Überzeugungen gegenüber einem eher „behavioral" orientierten Vorgehen einen Vorteil bringt, ist unklar (Channon et al., 1989).

Von psychodynamischer Seite wird die Notwenigkeit einer (auch) symptomorientierten Behandlungskomponente und Gewichtsnormalisierung inzwischen ebenfalls betont. Herzog et al. (1996) stellten im Rahmen eines naturalistischen Designs mit konsekutiv aufgenommenen anorektischen Patientinnen fest, dass diejenigen Patientinnen, deren stationäre psychoanalytisch orientierte Behandlung auch eine strukturierte, auf Gewichtssteigerung abzielende Behandlungskomponente enthielt, signifikant besser hinsichtlich der Gewichtsrestitution abschnitten als Patientinnen, deren stationäre Behandlung diese Komponente nicht enthielt. Unsere eigenen Erfahrungen zeigen, dass das Erreichen des „Zielgewichts" (in der Regel ein BMI von 20) im Rahmen einer stationären verhaltenstherapeutischen Behandlung mit einer besseren langfristigen Prognose (drei Jahre später) einhergeht.

4.2.2 Familientherapie

Zu den wenigen kontrollierten Studien zur Behandlung der Anorexia nervosa gehören auch einige wenige Studien mit familientherapeutischem Vorgehen. Eine der ersten Untersuchungen mit anorektischen und bulimischen Patientinnen verglich ein familientherapeutisches mit einem supportiven einzeltherapeutischen Vorgehen (Russell, Szmukler, Dare & Eisler, 1987). Das familientherapeutische Vorgehen erwies sich nur bei Patientinnen, deren Erkrankung vor dem Alter von 19 Jahren begonnen und maximal drei Jahre gedauert hatte, gegenüber der Einzeltherapie überlegen. Le Grange et al. (1992) untersuchten die Wirksamkeit von „family therapy" (gemeinsam durchgeführte Familiensitzungen) im Vergleich zu „family counselling" (separate Sitzungen für die Patientin und Beratung für die Familie) bei anorektischen Patientinnen. Es fanden sich nur geringe Unterschiede zwischen den Behandlungen bezogen auf die Symptomatik im engeren Sinne. Zwei neuere Untersuchungen bestätigen nochmals die kurzfristige Wirksamkeit familientherapeutischer Ansätze zur Behandlung (überwiegend adoleszenter) anorektischer Patientinnen. Es fanden sich dabei wiederum keine wesentlichen Unterschiede zwischen einem gemeinsam mit Patientin und Familie durchgeführten Vorgehen und separaten Sitzungen mit Patientin und Familie.

4.2.3 Pharmakotherapie

Die Bewertung der Effekte kontrollierter pharmakologischer Studien bei Anorexia nervosa ist ähnlich schwierig wie die Bewertung der psychotherapeutischen Verfahren (vgl. Jacobi et al., 1997; Thiel, 1997). In der Regel wurde die pharmakologische Behandlung im Rahmen eines stationären Aufenthaltes durchgeführt und die Patientinnen erhielten fast immer umfangreiche zusätzliche psychosoziale Behandlungsangebote, so dass unklar ist, worauf mögliche Effekte zurückzuführen sind. Die Dauer der medikamentösen Behandlung ist gegenüber der Behandlungsdauer in den Psychotherapiestudien sehr viel kürzer. Die Effekte der verschiedenen untersuchten Medikamente (Antidepressiva, Neuroleptika, Cyproheptadine u.a.) sind überwiegend schwach bis nicht nachweisbar.

Effekte pharmakologischer Behandlung bei AN sehr gering

Eine neuere Studie (Kaye et al., 2001) liefert Hinweise dafür, dass eine pharmakologische Behandlung mit Fluoxetin *im Anschluss* an eine stationäre Behandlung mit Gewichtsrestitution das langfristige Ergebnis ein Jahr nach Beendigung der stationären Behandlung sowohl hinsichtlich des Essverhaltens als auch hinsichtlich Depressivität und Zwanghaftigkeit verbesserte. Die kombinierte Behandlung mit Fluoxetin im Rahmen stationärer Therapie scheint allerdings keinen Vorteil zu bringen. Mit Ausnahme der Studie von Kaye et al. (2001) kann auf Grund der Ergebnisse der pharmakologischen Studien mit unterschiedlichen Medikamenten nicht davon ausgegangen werden, dass diese einen bedeutsamen Einfluss auf die kurz- und langfristige Beeinflussung des Gewichts, der spezifischen Einstellungen zu Körper und Gewicht und der Stimmung haben.

4.3 Stand der Therapieforschung bei Bulimia nervosa

Im Gegensatz zur Anorexia nervosa existiert für Bulimia nervosa eine relativ große Zahl kontrollierter Studien zu psychotherapeutischen, pharmakotherapeutischen sowie zu kombinierten Behandlungsansätzen.

4.3.1 Psychotherapeutische Verfahren

Innerhalb der Gruppe psychotherapeutischer Behandlungsansätze sind im Rahmen kontrollierter randomisierter Studien überwiegend *verhaltenstherapeutische* (Behavior Therapy, BT) bzw. *kognitiv-verhaltenstherapeutische Ansätze* (Cognitive-Behavior Therapy, CBT), in geringem Umfang auch psychodynamische Verfahren sowie Interpersonale Psychotherapie (IPT) auf ihre Wirksamkeit hin untersucht worden (vgl. zusammenfassend Fairburn, Agras & Wilson, 1992; Cox & Merkel, 1989; Mitchell, 1991;

Kontrollierte Studien bei BN überwiegend zu CBT und IPT

Jacobi et al., 1997). In einem großen Teil der Studien wird das konkrete Vorgehen dabei durch Therapiemanuale operationalisiert. In so genannten „dismantling studies" wurde die Effektivität spezifischer Elemente (z. B. kognitive Verfahren, Exposition und Reaktionsverhinderung) innerhalb des Gesamtkonzepts bzw. deren mögliche „additive" Wirksamkeit geprüft. Weiterhin existieren mehrere Studien, die zentrale Elemente der kognitiv-verhaltenstherapeutischen Verfahren (z. B. Selbstbeobachtung, Psychoedukation, Maßnahmen zur Veränderung des Essverhaltens) weniger systematisch untersucht haben.

Fasst man die Ergebnisse aller psychotherapeutischen Behandlungsansätze im Rahmen kontrollierter Therapiestudien zusammen, so sind im Durchschnitt etwa 61 % der Patientinnen zum Therapieende *symptomfrei* bezogen auf die Heißhungerattacken und 51 % bezogen auf Erbrechen. Darüber hinaus kommt es zu einer *Reduktion* von Heißhungerattacken und Erbrechen um durchschnittlich 76 % (Jacobi et al., 1997). Positive Veränderungen zeigen sich auch in Bezug auf Depressivität und spezifische Einstellungen zu Körper und Gewicht. Die genannten Effekte zeigen sich sowohl im einzel- wie auch gruppentherapeutischen Setting und sind überwiegend bezogen auf ein ambulantes Vorgehen. Mehrere Studien mit Katamnesen zwischen sechs Monaten und sechs Jahren weisen darauf hin, dass die Effekte auch langfristig stabil bleiben.

50-60 % bulimischer Patientinnen nach Behandlung symptomfrei

Die genannten Effekte gelten insbesondere für verhaltenstherapeutische Ansätze, die den größten Teil der kontrollierten Studien ausmachen bzw. die größten Fallzahlen aus mehreren Multizenter-Studien liefern. Die Ergebnisse ausgewählter Studien zeigen auch, dass kognitiv-behaviorale Ansätze (d. h. Ansätze, die auch explizit auf die Korrektur der verzerrten Einstellungen zu Figur und Gewicht abzielen, und nicht nur auf die verhaltensbezogenen Anteile reduziert sind) insbesondere langfristig den strenger behavioralen Behandlungskonzepten überlegen sind. In ähnlicher Weise wurden auch die spezifischen Effekte von Expositions- und Response-Prevention-Techniken untersucht. Im Rahmen dieses Vorgehens müssen die Patientinnen in einer Therapiesitzung genau diejenigen Nahrungsmittel konsumieren, die das Bedürfnis zu erbrechen auslösen. Sie sollen dann so lange in der Sitzung verbleiben, bis das Bedürfnis nachgelassen hat. Die Ergebnisse dieser Studien sprechen insgesamt eher nicht (Wilson, Rossiter, Kleifield & Lindholm, 1986; Leitenberg, Rosen, Gross, Nudelman & Vara, 1988; Agras et al., 1989) für eine Verbesserung der Effizienz gegenüber dem kognitiv-behavioralen Vorgehen. Allerdings ist die Einführung (und damit graduierte Exposition) gemiedener Nahrungsmittel ohne Reaktionsverhinderung ebenfalls fester Bestandteil kognitiv-verhaltenstherapeutische Konzepte.

Keine Verbesserung durch Exposition und Reaktionsverhinderung

Ähnliche Ergebnisse wie mit kognitiv-verhaltenstherapeutischen und verhaltenstherapeutischen Verfahren werden mit der *Interpersonalen Psycho-*

therapie (IPT) erzielt. Dieser Behandlungsansatz, der ursprünglich für depressive Störungen entwickelt worden war (Klerman & Weissman, 1984), ist mittlerweile für Bulimia nervosa und Binge-Eating-Störungen (Wifley et al., 1993) adaptiert worden. Er beinhaltet Techniken, die aus psychodynamisch orientierten Ansätzen abgeleitet wurden, der Schwerpunkt liegt allerdings auf der Verbesserung der gegenwärtigen gestörten interpersonalen Beziehungen der Patientinnen. Spezifische Techniken zur Veränderung des Essverhaltens (z. B. Selbstbeobachtung, Informationsvermittlung, kognitive Techniken zur Korrektur der verzerrten Einstellungen zu Figur und Gewicht) sind – mit Ausnahme einer frühen Studie – dabei kein spezifischer Bestandteil der Behandlung. Lediglich in den ersten vier diagnostischen Sitzungen wird die Beziehung zwischen der Essstörung (binge eating) und interpersonalen Auslösern analysiert.

Im Rahmen eines Vergleichs von kognitiver Verhaltenstherapie, einer streng behavioral orientierten Verhaltenstherapie und interpersonaler Psychotherapie (Fairburn et al., 1991, 1995) schnitt die interpersonale Psychotherapie zu Therapieende annähernd, vor allem aber zum langfristigen Follow-up-Zeitpunkt nach sechs Jahren vergleichbar mit kognitiver Verhaltenstherapie ab.

Diese Ergebnisse wurden nochmals im Rahmen einer großen Multizenter-Studie (Agras et al., 2000) bestätigt. Die Effekte von IPT und CBT wurden zu Behandlungsende und zum 1-Jahres-Follow-up bei 220 bulimischen Patientinnen verglichen. Zu Behandlungsende war sowohl der Anteil der als „geheilt" als auch der als gebessert eingestuften Patientinnen in der CBT-Bedingung signifikant größer als in der IPT-Bedingung (Intent-to-treat: geheilt: 29 % vs. 6 %; gebessert: 48 % vs. 28 %); zum 1-Jahres-Follow-up näherten sich die Ergebnisse allerdings einander an und die Unterschiede waren nicht mehr signifikant. Kognitive Verhaltenstherapie scheint damit der interpersonalen Therapie vor allem im Hinblick auf ein schnelleres Erreichen von Verbesserungen überlegen zu sein und wird daher von den Autoren nach wie vor als Behandlungsmethode erster Wahl angesehen. Langfristig betrachtet bestehen allerdings keine signifikanten Unterschiede mehr in der Wirksamkeit beider Verfahren.

Die Ergebnisse dieser neuesten multizentrischen Studien legen auch nahe, dass der Anteil der symptomfreien Patientinnen kurz- und langfristig etwas niedriger ist im Vergleich zu den Ergebnissen unserer Metaanalyse (Jacobi et al., 1997). Für das Completer-Sample betrug der Anteil der geheilten Patientinnen (d. h. Symptomfreiheit während der letzten 28 Tage) in der CBT-Bedingung zum 1-Jahres-Follow-up 40 %, in der IPT-Bedingung 27 %.

Die Befunde zur Wirksamkeit interpersonaler Behandlung stellen den für das kognitiv-behaviorale Vorgehen vermuteten Wirkmechanismus (Veränderung der primären Symptomatik über die dirkete Bearbeitung von Essverhalten, Gewicht und verzerrter Einstellungen) in Frage und legen nahe,

97

dass eine indirekte Berabeitung zu ähnlichen Effekten führen kann. Allerdings muss angemerkt werden, dass die Generalisierbarkeit dieser Ergebnisse sowohl innerhalb des englischen wie auch des deutschen Sprachraums nach wie vor als eingeschränkt betrachtet werden muss.

4.3.2 Pharmakotherapie bei Bulimia nervosa

Antidepressiva bei BN

Von den verschiedenen Medikamenten, die im Rahmen der pharmakologischen Behandlung der Bulimia nervosa untersucht wurden (z. B. Antikonvulsiva, Opiatantagonisten, Lithium etc.), hat sich nur die Gruppe der Antidepressiva bewährt (Jacobi et al., 1997; Thiel, 1997). Am häufigsten wurden trizyklische Antidepressiva (Imipramin, Desipramin, Amitriptylin) verwendet; darüber hinaus MAO-Hemmer (Phenelzin, Isocarboxazid). In den letzten Jahren spielen die selektiven Serotonin-Wiederaufnahmehemmer (z. B. Fluoxetin) unter anderem wegen ihres deutlich geringeren Nebenwirkungsspektrums eine zunehmend größere Rolle. Die durchschnittliche Behandlungsdauer im Rahmen kontrollierter pharmakologischer Studien ist mit ca. acht Wochen kürzer als im Rahmen der Psycho- bzw. Verhaltenstherapiestudien (durchschnittlich ca. 14 Wochen). Zusammenfassend erzielen pharmakologische Behandlungen mit Antidepressiva deutlich geringere Effekte als verhaltenstherapeutische Behandlung. Sie sind, trotz Verbesserungen auch unter Placebo, der reinen Placebowirkung jedoch signifikant überlegen. Der Anteil der Patientinnen, die bei Behandlungsende *symptomfrei* sind, liegt bei 32 % für Heißhungeranfälle und bei 38 % für Erbrechen. Darüber hinaus kommt es zu einer *Reduktion* von Heisshungerattacken um 63 % und des Erbrechens um 51 % (Jacobi et al., 1997). Diese Effekte treten unabhängig vom Ausmaß der depressiven Eingangssymptomatik auf. Der Wirkmechanismus der Antidepressiva bleibt letztlich allerdings unklar. Einschränkungen der Pharmakotherapiestudien liegen in ihrer bislang kaum nachgewiesenen Langzeitwirkung, ihren Nebenwirkungen sowie den meist höheren Drop-out-Raten in den Studien. Unklarheit besteht teilweise noch über die notwendige Dauer der Einnahme und die optimale Dosis.

4.3.3 Kombinationsbehandlung

Mehrere Untersuchungen gingen bislang der Frage nach, inwieweit eine Kombination aus Psychotherapie und Pharmakotherapie mit Antidepressiva den jeweils „reinen" Formen überlegen ist (Agras, Rossiter, Arnow, Schneider, Telch, Raeburn, Bruce, Perl & Koran, 1992; Fichter, Leibl, Rief, Brunner, Schmidt-Auberger & Engel, 1991; Mitchell, Pyle, Eckert, Hatsukami, Pomeroy & Zimmermann, 1990; Leitenberg et al., 1994; vgl. Übersicht bei Thiel, 1997). Sowohl trizyklische (Imipramin, Desipramin) wie auch serotonerge Antidepressiva wurden hierbei geprüft. Studien mit Fluoxetin weisen die insgesamt größten Fallzahlen auf. Etwa die Hälfte der Studien findet leichte Überlegenheiten der Kombinationsbedingungen gegenüber den reinen kognitiv-verhaltenstherapeutischen Behandlungsbedingungen (Agras et al., 1992; Mitchell et al., 1990; Walsh et al., 1997) bezogen auf Symptomfreiheit wie auch sekundäre Merkmale (Angst und Depression), während die andere Hälfte keine Überlegenheit der Kombinationsbehandlung findet bzw. sogar erhebliche nachteilige Effekte wie höhere Drop-out-Raten auf Grund der Nebenwirkungen der Medikamente. Insgesamt spricht derzeit nur wenig für eine Kombination psychotherapeutischer Verfahren mit antidepressiver Medikation.

Pharmakologische Behandlung könnte die Rückfallhäufigkeit im Anschluss an eine erfolgte stationäre Behandlung verringern. Fichter et al. (1996, 1997) fanden bei bulimischen Patientinnen, die im Anschluss an eine stationäre Verhaltenstherapie 15 Wochen lang den Serotonin-Wiederaufnahmehemmer Fluvoxamin erhielten, eine verringerte Häufigkeit des Wiederauftretens von primären bulimischen Symptomen (Heißhungeranfällen und Erbrechen) und damit eine größere langfristige Stabilität der stationär erzielten Veränderungen.

4.3.4 Selbsthilfe-Ansätze

Mittlerweile liegen einige Studien vor, in denen ein kognitiv-verhaltenstherapeutisches Vorgehen in Form eines Selbstbehandlungsmanuals für bulimische Patientinnen als alleinige Therapieform bzw. als Vorstufe einer, falls nötig, nachfolgenden therapeutengeleiteten CBT eingesetzt worden ist (Schmidt et al., 1993; Treasure et al., 1996). Die Effekte dieser Selbstbehandlung sind zwar meist geringer als die von CBT, dennoch erreicht ein nicht zu unterschätzender Anteil der Patientinnen damit Symptomfreiheit. Erste Erfahrungen mit entsprechenden Manualen und begleitender Kurzzeittherapie liegen inzwischen auch im deutschen Sprachraum vor (Thiels et al., 1998).

4.4 Stand der Therapieforschung bei Binge-Eating-Störungen

Bei Patientinnen mit Binge-Eating-Störungen stellt sich auf Grund der hohen Komorbidität zum Übergewicht aus klinischer Sicht oftmals auch die Notwendigkeit einer Gewichtsreduktion oder zumindest der Verhinderung weiterer Gewichtszunahme neben der Reduktion der Heißhungeranfälle und der psychischen Beeinträchtigungen. Zur Erreichung der Gewichtsredukti-on oder -konstanz stehen die aus dem Bereich der Adipositasbehandlung bekannten Verfahren (z. B. „very low calorie diets", verhaltenstherapeutische Methoden, Pharmakotherapie, chirurgische Methoden) zur Verfügung und sind in einer Vielzahl von Studien auch bei BED-Patientinnen untersucht. Differenzielle Effekte einzelner Verfahren im Hinblick auf die Gewichtsre-duktion konnten dabei nicht gefunden werden (vgl. zusammenfassend de Zwaan, 2002). Daneben existieren psychologische und pharmakologische Behandlungsansätze, die in erster Linie auf die Reduktion der Heißhunger-anfälle (bzw. die psychopathologischen Auffälligkeiten) abzielen.

4.4.1 Psychotherapeutische Verfahren

Die psychotherapeutischen Verfahren zur Behandlung der Binge-Eating-Störungen sind größtenteils von Ansätzen zur Behandlung der Bulimia ner-vosa abgeleitet und für BED adaptiert. Die Normalisierung des Essverhal-tens ist hier vorrangiges Ziel vor einer Gewichtsreduktion. Am häufigsten wurden bislang kognitiv-behaviorale Verfahren überprüft. Diese haben sich – ebenso wie IPT – als wirksam in der Reduktion der Heißhungeranfälle erwiesen. Die *Abstinenzraten* im Rahmen kontrollierter Studien liegen bei etwa 50%, die *Reduktionsraten* schwanken zwischen 48 und 98%, ohne dass zusätzlich eine bedeutsame Gewichtsreduktion eintritt. Allerdings scheint Abstinenz bezogen auf die Heißhungeranfälle (vor allem zu einem relativ frühen Zeitpunkt in der Behandlung) zu größerem Gewichtsverlust zu führen. Daher wird von einigen Autoren auch die Behandlung der Ess-störung vor der Behandlung des Übergewichts priorisiert.

4.3.2 Pharmakotherapie

Ähnlich wie bei der pharmakologischen Behandlung der Bulimia nervosa wurden auch bei der Behandlung von Binge-Eating-Störungen überwiegend (wenn auch nicht ausschließlich) Antidepressiva eingesetzt. Diese erweisen sich im Rahmen mehrerer kontrollierter Studien als kurzfristig wirksam in der Reduktion der Heißhungeranfälle sowie den Placebobedingungen über-legen. Zu den langfristigen Effekten antidepressiver Medikation können auf Grund der kurzen oder fehlenden Follow-ups derzeit keine Aussagen getroffen werden. Von den wenigen Studien, die kognitiv-behaviorale Ver-fahren mit antidepressiver Medikation kombinierten, konnte nur eine einen additiven Effekt der Kombinationsbedingung nachweisen, so dass der Stel-lenwert kombinierter Verfahren derzeit noch mit Zurückhaltung beurteilt werden muss.

5 Literatur

Agras, W.S. (1987). *Eating disorders. Management of obesity, bulimia and anorexia nervosa.* Oxford: Pergamon Press.

Agras, W.S. & Apple, R.F. (1997). *Overcoming eating disorders.* A cognitive-behavioral treatment for bulimia nervosa and binge-eating disorder. San Antonio: The Psychological Corporation.

Agras, W.S., Rossiter, E.M., Arnow, B., Schneider, J.A., Telch, C.F., Raeburn, S.D., Bruce, B., Perl, M. & Koran, L.M. (1992). Pharmacologic and cognitive-behavioral treatment for bulimia nervosa: a controlled comparison. *American Journal of Psychiatry, 149,* 82-87.

Agras, W.S., Walsh, B.T., Fairburn, C.G., Wilson, G.T. & Kraemer, H.C. (2000). A multicenter comparison of cognitive-behavioral therapy and interpersonal psychotherapy for blimia nervosa. *Archives of General Psychiatry, 57,* 459-466.

American Psychiatric Association (APA) (1980). *Diagnostic and Statistical Manual of Mental disorders* (3rd ed.) (DSM III). Washington D.C.: APA.

American Psychiatric Association (APA) (1994). *Diagnostic and Statistical Manual of Mental Disorders* (fourth ed.) (DSM-IV). Washington D.C.: APA.

American Psychiatric Association (APA) (2000). Practice Guidelines for the treatment of patients with eating disorders (Revision). *American Journal of Psychiatry,157,* 1-39, Supplement.

Bartling, G., Echelmeyer, L., Engberding, M. & Krause, R. (1992). *Problemanalyse im therapeutischen Prozeß.* Leitfaden für die Praxis. Stuttgart: Kohlhammer.

Beck, A.T., Rush, A.J., Shaw, B.F. & Emery, G. (1986). *Kognitive Therapie der Depression* (2. Auflage). München: Urban & Schwarzenberg.

Bruch, H. (1962). Perceptual and conceptual disturbances in anorexia nervosa. *Psychosomatic Medicine, 14* (2), 187-194.

Bruch, H. (1974). Perils of behavior modification in the treatment of anorexia nervosa. *JAMA: Journal of the American Medical Association, 230,* 1419-1422.

Bulik, C.M., Sullivan, P.F., Wade, T.D. & Kendler, K.S. (2000). Twin studies of eating disorders: a review. *International Journal of Eating Disorders, 27,* 1-20.

Cash, T.F. & Brown, T.A. (1987). Body image in anorexia and bulimia nervosa. *Behavior Modification, 11,* 487-521.

Channon, S., de Silva, P., Hemsley, D. & Perkins, R. (1989). A controlled trial of cognitive-behavioural and behavioural treatment of anorexia nervosa. *Behavior Research and Therapy, 27,* 529-535.

Collegium Internationale Psychiatriae Scalarum – CIPS (Hrsg.) (1996). *Internationale Skalen für Psychiatrie* (4. Auflage). Göttingen: Beltz Test GmbH.

Cnattingius, S., Hultman, C.M., Dahl, M. & Sparén, P. (1999). Very preterm birth, birth trauma, and the risk of anorexia nervosa among girls. *Archives of General Psychiatry, 56,* 634-638.

Cooper, Z. & Fairburn, C.G. (1987). The Eating Disorder Examination: a semistructured interview for the assessment of the specific psychopathology of eating disorders. *International Journal of Eating Disorders, 6,* 1-8.

Cox, G.L. & Merkel, W.T. (1989). A qualitative review of psychosocial treatments for bulimia. *The Journal of Nervous and Mental Diseases, 177,* 77-84.

Cummings, C., Gordon J.R. & Marlatt, G.A. (1983). Relapse: Prevention and prediction. In W.R. Miller (Ed.), *The addictive behaviors* (pp. 291-321). Oxford: Pergamon Press.

de Zwaan, M. (2002). Binge-eating Disorder (BED) und Adipositas. *Verhaltenstherapie, 12,* 288-295.

de Zwaan, M. (2000). Die Komorbidität von Essstörungen. In M. Gastpar, H. Remschmidt & W. Senf (Hrsg.), *Essstörungen. Neue Erkenntnisse und Forschungsperspektiven.* Sternenfels: Verlag Wissenschaft & Praxis.

Dilling, H., Mombour, W. & Schmidt, M.H. (Hrsg.) (1991). *Internationale Klassifikation psychischer Störungen: ICD-10, Kapitel V (F), Klinisch-diagnostische Leitlinien,* Weltgesundheitsorganisation. Bern: Huber.

Fairburn, C.G. & Beglin, S.J. (1990). The assessment of eating disorders: Interview or self-report questionnaire? *International Journal of Eating Disorders, 16,* 363-370.

Fairburn, C.G. & G. T. Wilson (Eds.) (1993). *Binge Eating. Nature, assessment and treatment.* New York: Guilford Press.

Fairburn, C.G., Agras, W.S. & Wilson, G.T. (1992). The research on the treatment of bulimia nervosa: Practical and theoretical implications. In G.H. Anderson & S.H. Kennedy (Eds.), *The biology of feast and famine: relevance to eating disorders.* New York: Academic Press.

Fairburn, C.G., Cooper, Z., Doll, H.A. & Welch, S.L. (1999). Risk factors for anorexia nervosa. Three integrated case-control comparisons. *Archives of General Psychiatry, 56,* 468-476.

Fairburn, C.G., Doll, H.A., Welch, S.L., Hay, P.J., Davies, B.A. & O'Connor, M.E. (1998). Risk factors for binge-eating disorder: A community-based case-control study. *Archives of General Psychiatry, 55,* 425-432.

Fairburn, C.G., Jones, R., Peveler, R.C., Carr, S.J., Solomon, R.A., O'Connor, M.E., Burton, J. & Hope, R.A. (1991). Three psychological treatments for bulimia nervosa. A comparative trial. *Archives of General Psychiatry, 48,* 463-469.

Fairburn, C.G., Norman, P.A., Welch, S.L., O'Connor, M.E., Doll, H.A. & Peveler, R.C. (1995). A prospective study of outcome in bulimia nervosa and the long-term effects of three psychological treatments. *Archives of General Psychiatry, 52,* 304-312.

Fairburn, C.G., Welch, S.L., Doll, H.A., Davies, B.A. & O'Connor, M.E. (1997). Risk factors for bulimia nervosa. A community-based case-control study. *Archives of General Psychiatry, 54,* 509-517.

Fairburn, C. G., Marcus, M. D. & Wilson, G. T. (1993). Cognitive-behavioral therapy for binge eating and bulimia nervosa: A comprehensive treatment manual. In C. G. Fairburn & G. T. Wilson (Eds.), *Binge Eating. Nature, assessment and treatment* (pp. 361-404). New York: Guilford Press.

Fichter, M.M. & Quadflieg, N. (1999). *Strukturiertes Inventar für Anorektische und Bulimische Eßstörungen nach DSM-IV und ICD-10 (SIAB).* Göttingen: Hogrefe.

Fichter, M.M., Leibl, K., Rief, W., Brunner, E., Schmidt-Auberger & Engel, R.R. (1991). Fluoxetine versus plazebo: a double-blind study with bulimic inpatients undergoing intensive psychotherapy. *Pharmacopsychiatry, 24,* 1-7.

Fichter, M.M., Krüger, R., Rief, W., Holland, R. & Döhne, J. (1996). Fluvoxamine in prevention of relapse in bulimia nervosa: Effects on eating-specific psychopathology. *Journal of Clinical Psychopharmacology, 16,* 9-18.

Fichter, M.M., Leibl, C., Krüger, R. & Rief, W. (1997). Effects of Fluvoxamine on depression, anxiety, and other areas of general psychopathology in bulimia nervosa. *Pharmacopsychiatry, 30,* 85-92.

Fombonne, E. (1995). Anorexia nervosa. No evidence of an increase. *British Journal of Psychiatry, 166,* 462-471.

102

Franke, G. (1995). *Die Symptom Checkliste von Derogatis – Deutsche Version.* Weinheim: Beltz Test.

Freeman, C.P.L. & Munro, J.K.M. (1988). Drug and group treatments for bulimia/bulimia nervosa. *Journal of Psychosomatic Research, 32,* 647-660.

Friedmann, M.A., Wilfley, D.E., Welch, R.R. & Kunce, J.T. (1997). Self-directed hostility and family functioning in normal-weight bulimics and overweight binge eaters. *Addictive Behaviors, 22,* 367-375.

Fydrich, Th. & Renneberg, B. (1997). Diagnostik der sozialen Phobie. *Psycho, 23,* 598-603.

Garner, D.M. & Bemis, K.M. (1982). A cognitive-behavioral approach to anorexia nervosa. *Cognitive Therapy and Research, 6,* 123-150.

Garner, D.M. & Garfinkel, P.E. (1979). The Eating Attitudes Test: An index of the symptoms of anorexia nervosa. *Psychological Medicine, 9,* 273-279.

Garner, D.M. & Garfinkel, P.E. (1981). Body-image in anorexia nervosa: Measurement, theory and clinical implications. *International Journal of Psychiatry, 11,* 263-284.

Garner, D.M. & Garfinkel, P.E. (Eds.) (1985). *Handbook of psychotherapy for anorexia and bulimia.* New York: Guilford Press.

Garner, D.M., Olmsted, M.P. & Polivy, J. (1983). Development and validation of a multi-dimensional eating disorder inventory for anorexia nervosa and bulimia. *International Journal of Eating Disorders, 2,* 15-34.

Garner, D.M., Rockert, W., Olmstedt, M.P., Johnson, C.L. & Coscina, D.V. (1985). Psychoeducational principles in the treatment of bulimia and anorexia nervosa. In D.M. Garner & P.E. Garfinkel (Eds.), *Handbook of psychotherapy for anorexia nervosa and bulimia* (pp. 513-572). New York: Guilford Press.

Garner, D.M., Rockert, W., Olmstedt, P., Johnson, C. & Coscina, D.V. (1991). Die Auswirkungen von Diät und Hungern auf das Verhalten. In C. Jacobi & Th. Paul (Hrsg.), *Bulimia und Anorexia nervosa. Ursachen und Therapie* (S. 24-54). Berlin: Springer.

Goebel, G. & Fichter, M.M. (1990/91). Medizinische Komplikationen bei Anorexia und Bulimia nervosa. Teil I-IV. *Therapiewoche,* 40-41.

Goebel, G. & Fichter, M.M. (1991). *Anorexia und Bulimia nervosa: Krankheiten mit vielen Gesichtern.* Karlsruhe: Braun.

Grund, K. (2003). *Validierung der Weight Concerns Scale zur Erfassung von Essstörungen.* Unveröffentlichte Diplomarbeit. Universität Trier: Fachbereich I – Psychologie.

Hamilton, M. (1960). A rating scale for depression. *Journal of Neurology, Neurosurgery, and Psychiatry, 23,* 56-62.

Hautzinger, M., Bailer, M., Worall, H. & Keller, F. (1995). *Beck-Depressions-Inventar (BDI).* Bern: Huber.

Hautzinger, M., Stark, W. & Treiber, R. (1992): *Kognitive Verhaltenstherapie der Depression. Behandlungsanleitungen und Materialien.* Weinheim: Psychologie Verlags Union.

Herman, C.P. & Polivy J. (1975). Anxiety, restrained and eating behavior. *Journal of Abnormal Psychology, 84,* 666-672.

Herzog Th., Hartmann, A. & Falk, C. (1996). Symptomorientierung und psychodynamisches Gesamtkonzept bei der stationären Behandlung der Anorexia nervosa. *Psychotherapie, Psychosomatik, medizinische Psychologie, 46,* 11-22.

Hiller, W., Zaudig, M., & Mombour, W. (1995). *Internationale Diagnosen Checklisten für ICD-10.* Göttingen: Hogrefe.

Jacobi, C. (1999). *Zur Spezifität und Veränderbarkeit von Beeinträchtigungen des Selbstkonzepts bei Eßstörungen.* Regensburg: S. Roderer Verlag.

Jacobi, C., Dahme, B. & Rustenbach, S. (1997). Vergleich kontrollierter Psycho- und Pharmakotherapiestudien bei Anorexia und Bulimia nervosa. *Psychotherapie, Psychosomatik, Medizinische Psychologie, 47,* 346-364.

Jacobi, C., Morris, L. & de Zwaan, M. (2004). An overview of risk factors for anorexia nervosa, bulimia nervosa and binge eating disorder. In Brewerton, T. D. (Ed.), *Eating Disorders.* New York: Marcel Dekker, Inc.

Jacobi, C., Hayward, C., de Zwaan, M., Kraemer, H. & Agras, W.S. (2004). Coming To Terms with Risk Factors for Eating Disorders: Application of Risk Terminology and Suggestions for a General Taxonomy. *Psychological Bulletin, 130,* 19-65.

Jacobi, C., Thiel, A. & Paul, Th. (2000). *Kognitive Verhaltenstherapie bei Anorexia und Bulimia nervosa,* 2., überarbeitete Auflage. Weinheim: Beltz, Psychologie Verlags Union.

Jimmerson, D.C., Lesem, M.D., Hegg, A.P. & Brewerton, T.D. (1990). Serotonin in Human Eating Disorders. The Neuropharmacology of Serotonin, *Annals of the New York Academy of Sciences, 600.*

Jimmerson, D.C., Lesem, M.D., Kaye, W.H. & Brewerton, T.D. (1992). Low serotonin and dopamine metabolite concentrations in cerebrospinal fluid from bulimic patients with frequent binge episodes. *Archives of General Psychiatry, 49,* 132-138.

Kanfer, F.H., Reinecker, H. & Schmelzer, D. (2000). *Selbstmanagement-Therapie.* Ein Lehrbuch für die klinische Praxis, 3. Auflage. Berlin: Springer.

Kaplan, A.S. & Garfinkel, P.E. (Eds.) (1993). *Medical issues and the eating disorders: The interface.* New York: Brunner & Mazel.

Kaye, W.H., Greeno, C.G., Moss, H., Fernstrom, J., Fernstrom, M., Lilenfeld, L.R., Weltzin, T.E. & Mann, J.J. (1998). Alterations in serotonin activity and psychiatric symptoms after recovery from bulimia nervosa. *Archives of General Psychiatry, 55,* 927-935.

Kaye, W.H., Weltzin, T.E., Hsu, L.K., McConaha, C.W. & Bolton, B. (1993). Amount of calories retained after binge eating and vomiting. *American Journal of Psychiatry, 150,* 969-971.

Kaye, W.H., Nagata, T., Weltzin, T.E., Hsu, L.K., Sokol, M.S., McConaha, C., Plotnicov, K.H., Weise, J., Depp, D. (2001). Double-blind placebo-controlled administration of fluoxetine in restricting- and restricting-purging-type anorexia nervosa. *Biological Psychiatry, 1, 49,* 644-652.

Keys, A., Brozek, J., Hentschel, A., Mickelsen, O. & Taylor, H.L. (1950). *The biology of human starvation.* Minneapolis: The University of Minnesota Press.

Kiresuk, T.J. & Sherman, R.E. (1968). Goal attainment scaling: A general method for evaluating comprehensive mental health programs. *Community Mental Health Journal, 4,* 443-453.

Klerman, G.L., Weissman, M.M., Rounsaville, B.J. & Chevron, E.S. (1984). *Interpersonal Psychotherapy of depression.* New York: Basic Books.

Kraemer, H.C., Kazdin, A.E., Offord, D.R., Kessler, R.C., Jensen, P.S. & Kupfer, D.J. (1997). Coming to terms with the terms of risk. *Archives of General Psychiatry, 54,* 337-343.

Laessle, R.G., Kittl, S., Fichter, M.M., Wittchen, H.U. & Pirke, K.M. (1987). Major affective disorder in anorexia nervosa and bulimia. *British Journal of Psychiatry, 151,* 785-789.

Lankisch, P.G. (2002). Der ungewollte Gewichtsverlust: Diagnostik und Prognose. *Deutsches Ärzteblatt, 99,* 1086-1094.

Lazarus, A.A. (1978): Anamnesefragebogen. In A.A. Lazarus (Hrsg.), *Multimodale Verhaltenstherapie* (S. 328-342). Frankfurt/M.: Fachbuchhandlung für Psychologie, Verlagsabteilung.

Le Grange, D., Eisler, I., Dare, C. & Russell, G.F.M. (1992). Evaluation of family treatments in adolescent anorexia nervosa: A pilot study. *International Journal of Eating Disorders, 12,* 347-357.

Leitenberg, H., Rosen, J.C., Gross, J., Nudelman, S. & Vara, L. S. (1988). Exposure plus response-prevention treatment of bulimia nervosa. *Journal of Consulting and Clinical Psychology, 56,* 535-541.

Leitenberg, H., Rosen, J.C., Wolf, J., Vara, L.S., Detzer, M.J. & Srebnik, D. (1994). Combination of cognitive-behavior therapy and desipramine in the treatment of bulimia nervosa. *Behaviour Research and Therapy, 32,* 37-45.

Marcus, M.D. (1993). Binge eating in obesity. In C.G. Fairburn & G.T. Wilson (Eds.), *Binge eating. Nature, assessment and treatment* (pp. 77-96). New York: Guilford Press.

Margraf, J., Schneider, S. & Ehlers, A. (Hrsg.) (1991). *DIPS. Diagnostisches Interview bei psychischen Störungen.* Heidelberg: Springer.

Marlatt, G.A. (1978). Craving for alcohol, loss of control and relapse: A cognitive behavioral analysis. In P.E. Nathan, G.A. Marlatt & T. Loberg (Eds.), *Alcoholism. New directions in behavioral research and treatment* (pp. 271-314). New York: Plenum Press.

Meermann, R. (1991). Body-image Störungen bei Anorexia und Bulimia nervosa und ihre Relevanz für die Therapie. In C. Jacobi & Th. Paul (Hrsg.), *Bulimia und Anorexia nervosa. Ursachen und Therapie* (S. 69-85). Berlin: Springer.

Meermann, R. & Vandereycken, W. (1987). *Therapie der Magersucht und Bulimia nervosa.* Berlin: de Gruyter.

Minuchin, S., Rosman, B.L. & Baker, L. (1978). *Psychosomatic families: Anorexia nervosa in context.* Cambridge: Harvard University Press.

Mitchell, J.E. (1991). A review of the controlled trials of psychotherapy for bulimia nervosa. *Journal of Psychosomatic Research,, 35,* 23-31.

Mitchell, J.E., Pyle, R.L., Eckert, E.E., Hatsukami, D., Pomeroy, C. & Zimmermann, R. (1990). A comparison study of antidepressants and structured intensive group psychotherapy in the treatment of bulimia nervosa. *Archives of General Psychiatry, 47,* 149-157.

Nisbett, R.E. (1972). Eating behavior and obesity in men and animals. *Advances in Psychosomatic Medicine, 7,* 173-193.

Ohms, M. (2000). *Eating Disorder Examination revised. Ein Interview zur Diagnostik von Eßstörungen.* Unveröffentlichte Diplomarbeit, Universität Marburg, Fachbereich Psychologie.

Paul, Th. & Jacobi, C. (1991). Psychomotorische Therapie in der Behandlung anorektischer und bulimischer Patienten. In C. Jacobi & Th. Paul (Hrsg.), *Bulimia und Anorexia nervosa. Ursachen und Therapie.* Berlin: Springer.

Pike, K.M. (1998). Long-term course of anorexia nervosa: response, relapse, remission, and recovery. *Clinical Psychology Review, 18,* 447-475.

Pirke, K.M., Vandereycken, W. & Ploog, D. (1988). *The psychobiology of bulimia nervosa.* Berlin: Springer.

Pudel, V. & Westenhöfer, J. (1989). *Fragebogen zum Eßverhalten (FEV).* Handanweisung. Göttingen: Hogrefe.

Pudel, V. (1978). *Zur Psychogenese und Therapie der Adipositas.* Berlin: Springer.

Russell, G.F.M., Szmukler, G.I., Dare, C. & Eisler, I. (1987). An evaluation of family therapy in anorexia nervosa and bulimia nervosa. *Archives of General Psychiatry, 44,* 1047-1056.

Schmidt, U., Tiller, J. & Treasure, J. (1993). Self-treatment of bulimia nervosa: a pilot study. *International Journal of Eating Disorders, 13,* 273-277.

Schulte, D. (1974). *Diagnostik in der Verhaltenstherapie*. München: Urban & Schwarzenberg.

Strauß, B. & Appelt, H. (1983). Ein Fragebogen zur Beurteilung des eigenen Körpers. *Diagnostica, 29,* 145-164.

Strauß, B. & Richter-Appelt, H. (1996). *Fragebogen zur Beurteilung des eigenen Körpers (FBeK)*. Göttingen: Hogrefe.

Striegel-Moore, R.H., Silberstein, L.R. & Rodin, J. (1986). Toward an understanding of risk factors for bulimia. *American Psychologist, 41,* 246-263.

Stunkard, A.J. & Messick, S. (1985). The three-factor eating questionnaire to measure dietary restraint, disinhibition and hunger. *Journal of Psychosomatic Research, 29,* 71-83.

Thiel, A. (1997). Sind Psychopharmaka für die Behandlung der Anorexia und Bulimia nervosa notwendig? *Psychotherapie, Psychosomatik, Medizinische Psychologie, 47,* 332-345.

Thiel, A., Jacobi, C., Horstmann, S., Paul, Th., Nutzinger, D.O. & Schüßler, G. (1997). Eine deutschsprachige Version des Eating Disorder Inventory EDI-2. *Psychotherapie, Psychosomatik, Medizinische Psychologie, 47,* 365-376.

Thiels, C., Schmidt, U., Treasure, J., Garthe, R. & Troop, N. (1998). Wie wirksam und akzeptabel ist ein Selbstbehandlungsmanual mit begleitender Kurztherapie bei Bulimia nervosa? *Nervenarzt, 69,* 427-436.

Treasure, J. & Tiller, J. (1993). The aetiology of eating disorders – its biological basis. *International Review of Psychiatry, 5,* 23-32.

Treasure, J., Schmidt, U., Troop, N., Tiller, J., Todd, G. & Turnbull, S. (1996). Sequential treatment for bulimia nervosa incorporating a self-care manual. *British Journal of Psychiatry, 168,* 94-98.

Ullrich, R. & Ullrich, R. (1977). *Der Unsicherheitsfragebogen*. Reihe „Leben lernen". München: Pfeiffer.

van Hoeken, D., Seidell, J.C. & Hoek, H.W. (in press). In J. Treasure, U. Schmidt, C. Dare, & E. van Furth (Eds.), *Handbook of Eating Disorders: Theory, Treatment and Research* (2nd Edition). Chichester: John Wiley and Sons.

Wade, T.D., Bulik, C.M., Neale, M.C. & Kendler, K.S. (2000). Anorexia nervosa and major depression: Shared genetic and environmental risk factors. *American Journal of Psychiatry, 157,* 469-471.

Walsh, B.T., Wilson, G.T., Loeb, K.L., Devlin, M.J., Pike, K.M., Roose, S.P., Fleiss, J. & Waternaux, C. (1997). Medication and Psychotherapy in the treatment of bulimia nervosa. *American Journal of Psychiatry, 154,* 523-531.

Wilfley, D.E., Agras, W.S., Telch, C.F., Rossiter, E.M., Schneider, J.A., Cole, A.G., Sifford, L. & Raeburn, S.D. (1993). Group cognitive-behavioral therapy and group interpersonal psychotherapy for the nonpurging bulimic: A controlled comparison. *Journal of Consulting and Clinical Psychology, 61,* 296-305.

Wilson, G.T., Rossiter, E., Kleifield, E.I. & Lindholm, L. (1986). Cognitive-behavioral treatment of bulimia nervosa: A controlled evaluation. *Behavior Research and Therapy, 24,* 277-288.

Wittchen, H.-U. (1993). Epidemiologie und Komorbidität. In F. Holsboer & M. Philipp (Hrsg.), *Angststörungen*. Gräfeling: SM Verlag.

Wittchen, H.-U., Essau, C., von Zerssen, D., Krieg, J.-C. & Zaudig, M. (1992). Lifetime and six-months prevalence of mental disorders in the Munich Follow-up-Study. *European Archives of Psychiatry and Clinical Neurosciences, 241,* 247-258.

Wittchen, H.-U., Wunderlich, U., Gruschwitz, S. & Zaudig, M. (1997). *Strukturiertes Klinisches Interview für DSM-IV, Achse I (SKID). Interviewheft*. Göttingen: Hogrefe.

Wonderlich, S.A., Brewerton, T.D., Jocic, Z., Dansky, B. & Abbott, D.W. (1997). Relationship of childhood sexual abuse and eating disorders. *Journal of the American Academy of Child and Adolescent Psychiatry, 36,* 1107-1115.

Woodside, D. & Garfinkel, P.E. (1992). Age of onset of eating disorders. *International Journal of Eating Disorders, 12,* 31-36.

Wooley, S.C. & Wooley, O.W. (1985). Intensive outpatient and residential treatment for bulimia nervosa. In D.M. Garner & P.E. Garfinkel (Eds.), *Handbook of psychotherapy for anorexia and bulimia nervosa* (pp. 391-430). New York: Guilford Press.

Wurtman, J.J., Wurtman, R.J. & Growdon, J.H. (1981). Carbohydrate craving in obese people. *International Journal of Eating Disorders, 1,* 2-15.

6 Anhang

Selbstbeobachtung des Essverhaltens

Die genaue Beobachtung Ihres Essverhaltens einschließlich der auslösenden und begleitenden Bedingungen für Heißhungeranfälle, Erbrechen und/oder Abführmitteleinnahme, restriktives Essverhalten sowie der Konsequenzen ist ein wesentlicher Bestandteil der Therapie. Verschiedene Ziele werden damit verfolgt:

1. Zu Beginn der Behandlung ist es sinnvoll, sich einen *Überblick* darüber zu verschaffen, was Sie essen, wann Sie essen, wie viel Sie essen und unter welchen Umständen Sie (was) essen. Patientinnen mit Essstörungen haben häufig ein stark kontrolliertes, einseitiges Essverhalten, ohne dass sie sich dessen im Klaren sind. Die ständige Kontrolle beim Essen begünstigt neben anderen Faktoren aber das Auftreten von Heißhungeranfällen. Die genaue Betrachtung Ihres Essverhaltens liefert möglicherweise Anhaltspunkte dafür, was Sie verändern sollten.

2. Die Selbstbeobachtung dient auch dem *Erkennen von Auslösern* für Heißhungeranfälle, Erbrechen und/oder Abführmitteleinnahme. Wenn Sie die jeweiligen auslösenden Bedingungen (Stimmungen, äußere Anlässe etc.) genauer kennen, können Sie auch besser dagegen vorgehen.

Schreiben Sie in die erste Spalte die Uhrzeit (Zeit), in die nächste Spalte (Situation, Ort, Aktivität) was Sie gerade tun und wo Sie sich befinden. In Spalte 3 geben Sie bitte Ihr Hungergefühl in Prozent (%) an, in Spalte 4 notieren Sie genau, was und wie viel Sie essen. Versuchen Sie bitte, alle Angaben so präzise wie möglich zu machen. Notieren Sie auch alles, was Sie trinken. Geben Sie dann an, wie satt Sie sich fühlen. Weiterhin, wann Sie einen Heißhungeranfall (HA) hatten, erbrochen haben (E) und Abführmittel (LAX) oder Entwässerungstabletten (DIU) genommen haben. Schreiben Sie in Spalte „Ort..." jeweils wo Sie gegessen haben. Markieren Sie die Nahrung, die Sie erbrochen haben (✓), damit klar wird, was Sie tatsächlich essen, ohne es wieder zu erbrechen. In die nächste Spalte (Gedanken, Gefühle, Empfindungen) schreiben Sie bitte, was in Ihnen vorgegangen ist, bevor Sie einen Heißhungeranfall hatten. Wie fühlten Sie sich, was ging Ihnen durch den Kopf, woran dachten Sie kurz davor, was geschah in Ihrer Umgebung (z.B. auch wie verhielten sich andere Personen Ihnen gegenüber)? Notieren Sie alles, was zum Auftreten des Heißhungeranfalls beigetragen haben könnte. Notieren Sie auch, was Sie im Anschluss daran fühlten und wie hungrig und satt Sie sich vor und nach dem Essen jeweils gefühlt haben. Es ist wichtig, dass Sie dieses Protokoll mehrfach täglich ausfüllen und nicht erst am Ende eines Tages. Ansonsten können viele Informationen verloren gehen, z.B. können Sie sich möglicherweise nicht mehr so genau erinnern, was Sie in diesem Moment gerade dachten. Es sollte wie eine Art Tagebuch sein, das Sie immer bei sich tragen. Anfangs mag es Ihnen ungewöhnlich vorkommen, dies alles so genau aufzuschreiben. Eventuell wird sich Ihr Essverhalten damit auch erst einmal verändern (meist verbessern). Sie werden jedoch schnell merken, dass Sie sich daran gewöhnen, alles niederzuschreiben und dass die Veränderungen (meist) nicht dauerhaft sind.

Selbstbeobachtungsprotokoll

Name: .... Datum: ....

Zeit	Situation (Ort, Aktivität)	Hunger (%)*	Nahrung	Sättigung (%)*	HA	E	LAX/DIU	Gedanken, Gefühle, Empfindungen

* Bitte geben Sie Ihr Hunger- und Sättigungsgefühl in % an: 0 % = minimaler Hunger/Sättigung; 100 % = maximaler Hunger/Sättigung; HA = Heißhungeranfall, E = Erbrechen, LAX = Abführmitteleinnahme, DIU = Diuretika (Entwässerungstabletten)

Informationen für betroffene Patientinnen und Angehörige zu medizinischen Komplikationen und Folgeschäden bei Anorexia und Bulimia nervosa

Die Anorexia nervosa – auch Magersucht genannt – und die Bulimia nervosa – häufig auch kurz als Bulimie bezeichnet – sind psychogene Krankheiten. Der Begriff „psychogen" weist in diesem Zusammenhang auf psychische (seelische) Probleme als wesentliche Ursachen dieser Erkrankungen hin. Zentraler Bestandteil einer Behandlung sollte daher die Psychotherapie sein. Diese Erkrankungen werden außerdem auch als psychogene Essstörungen bezeichnet, weil die drastischen Veränderungen des Essverhaltens auffällige Merkmale sind. Über die ursächlichen psychischen Probleme hinaus können als Folge des veränderten Essverhaltens und der Gewichtsabnahme aber auch erhebliche körperliche Beschwerden entstehen. Diese medizinischen Komplikationen und Folgeschäden sollen im Folgenden genauer beschrieben werden.

Unausgewogene Diäten, Fasten, Erbrechen und der Gebrauch von harntreibenden Medikamenten (Diuretika) oder Abführmittel (Laxantien) können zu einem Mangel an lebensnotwendigen Salzen (Elektrolyten) wie etwa Kochsalz, Kalium oder Magnesium führen. Gleichzeitig kommt es oft zu Verschiebungen des Säuregehaltes (pH-Wert) im Blut. Elektrolytstörungen sind die häufigsten Komplikationen der Essstörungen. Die Möglichkeiten der gesunden Niere und anderer Organe, die Elektrolytkonzentration und den Säure-Basen-Haushalt des Blutes stabil zu regulieren und auftretende Schwankungen auszugleichen, werden bei Patientinnen mit schweren Essstörungen häufig überfordert. Oft entsteht dann eine Kombination aus Kaliummangel (Hypokaliämie) und Säuremangel (sog. metabolische Alkalose). Diese kann zu schweren Herzrhythmusstörungen und anderen EKG-Veränderungen führen. Weiterhin kommt es zu Verkrampfungen und einer schnellen Ermüdbarkeit der Muskulatur. Eine andere wichtige Funktion der Niere ist die Ausscheidung von Abbauprodukten, die beispielsweise im Stoffwechsel bei der Verdauung von eiweißreicher Nahrung entstehen, über den Urin.

Langandauernde (chronische Elektrolytstörungen schädigen das Nierengewebe. Mit der Zeit kommt es dann zu einer zunehmenden Beeinträchtigung der Nierenfunktion. Wassereinlagerungen im Gewebe (Ödeme) bei Patientinnen mit Anorexia oder Bulimia nervosa sind meist die Folge einer Reaktion der Niere (Hyperaldosteronismus), mit der ein weitergehender Elektrolytmangel kompensiert werden soll (sog. Pseudo-Bartter-Syndrom). In Verbindung mit einer zu geringen Flüssigkeitsaufnahme (zu wenig Trinken) kann bei starkem Fasten schließlich der Harnsäurespiegel erheblich ansteigen und so ebenfalls zu Nierenstörungen führen, wie sie sonst nur von der Gichterkrankung bekannt sind. Alle genannten Nierenstörungen sind zunächst prinzipiell wieder rückbildungsfähig. Langjähriger Kaliummangel kann jedoch die Nierenfunktion dauerhaft schädigen; das Nierengewebe schrumpft, die Niere wird kleiner und es kommt zur so genannten chronischen Niereninsuffizienz. Bei Niereninsuffizienz können Ödeme dann auch infolge eines Eiweißmangels entstehen (sog. Hungerödeme).

Jeder Mensch hat ein bestimmtes Körpergewicht, bei dem es ihm gut geht und welches vom Stoffwechsel unter normalen Bedingungen erstaunlich konstant gehalten wird. Dieses Gewicht wird als „Set-Point" bezeichnet. Sein genauer Wert ist wahrscheinlich angeboren und kann dauerhaft nicht wesentlich beeinflusst werden, ohne dass gesundheitliche Probleme auftreten. Man könnte sagen, der Körper sei gewissermaßen „bemüht", das für ihn stabile und insofern auch „normale" Ausgangsgewicht – den Set-Point eben – zu behalten. Unregelmäßiges Essen, Fasten, Heißhungeranfälle, Erbrechen und der Gebrauch von Abführmitteln oder Appetitzüglern haben als gemeinsamen Effekt eine erhebliche Störung der normalerweise vorhandenen Gefühle für Hunger und Sättigung. Solange das Gewicht noch unterhalb des Set-Points liegt, ist das Erreichen eines unauffälligen Essverhaltens und eines normalen Sättigungsempfindens bei gefülltem Magen wenig wahrscheinlich.

Kurzfristiges Abnehmen im Rahmen einer Diät beispielsweise ist zwar möglich, über längere Sicht gesehen strebt das Gewicht jedoch nach Beendigung dieser Diät wieder in Richtung des früheren Ausgangspunktes. Es kommt zu einer Art Gegenregulation, die einer zu starken Gewichtsabnahme entgegenwirkt und negativen Folgen vorbeugt. Der Stoffwechsel und einige Hormone werden sozusagen in eine Art von „Energiesparstellung" geschaltet, wodurch das Gewicht wieder ansteigt. Die wichtigsten Hormonveränderungen betreffen dabei die Schilddrüse (T_3-Mangel) und das sympathische Nervensystem (Adrenalin- und Noradrenalin-Mangel). Die Folge sind ein verlangsamter Herzschlag (Bradykardie), ein sinkender Blutdruck (Hypotonie) mit Schwindel und Kreislaufstörungen, eine fallende Körpertemperatur (Hypothermie) und häufig auch Durchblutungsstörungen mit Kältegefühlen an den Händen und Füßen (Akrozyanose). Gleichzeitig steigen das Wachstumshormon (STH) und das Nebennierenrindenhormon (Kortisol) an. Veränderungen der Sexualhormone treten schon nach einer Gewichtsabnahme von wenigen Kilogramm ein. Sie können zu Unregelmäßigkeiten des Zyklus und zu einer Einschränkung der Fruchtbarkeit führen (unerfüllter Kinderwunsch). Bei sehr niedrigem Gewicht bleibt die Menstruation schließlich völlig aus (Amenorrhoe).

Der obere Verschluss des Magens hin zur Speiseröhre kann durch regelmäßige Heißhungeranfälle mit anschließendem Erbrechen beeinträchtigt werden (Kardiainsuffizienz); die so genannte Refluxkrankheit mit Sodbrennen und Entzündungen der Speiseröhre (Ösophagitis) auf Grund der zurückfließenden Magensäure sind eine mögliche Folge. Bei chronischem Stress und vermehrter Magensäure kann es zu einem Geschwür (Ulcus) kommen; in sehr seltenen Fällen haben diese durch Blutungen oder Wanddurchbrüche zu lebensbedrohlichen Komplikationen geführt.

Unklar ist bislang, weshalb häufig die Speicheldrüsen von Patientinnen mit Essstörungen (besonders bei Bulimia nervosa) vergrößert sind (Sialadenose). Diese Schwellungen der Speicheldrüsen im Bereich der Wange oder des Unterkiefers sind in der Regel nicht schmerzhaft, können das Aussehen jedoch sehr verändern. Das von diesen Drüsen produzierte Verdauungsenzym (Amylase) ist erhöht. Die Gesamtmenge des Speichels ist häufig verringert; da beim Erbrechen die Zähne immer wieder mit Magensäure in Kontakt kommen, wird so die Entstehung von Karies sehr begünstigt. Bei zusätzlichem Calciummangel können auch weitergehende Zahnschäden auftreten.

Der chronische Gebrauch von Abführmitteln (Laxantien) verbessert auf Dauer die Verdauung nicht. Das Gegenteil ist vielmehr der Fall: Über den Darm werden vermehrt Kalium und Flüssigkeit verloren, was in Verbindung mit ballaststoffarmer Diät eine Verringerung der Darmbewegung bewirkt. Eine zunehmende Verstopfung (Obstipation) ist die Folge.

Jede unausgewogene Diät führt früher oder später zu Mangelzuständen. Zusätzlich zu den bereits erwähnten Elektrolytstörungen haben viele Patientinnen mit psychogenen Essstörungen zuwenig Vitamine, Mineralstoffe oder Folsäure. Blutbildveränderungen (Anämie) und Nervenschädigungen (Polyneuropathie) können so entstehen. Ein besonders gravierendes Problem ist der Vitamin-D-Mangel. In Verbindung mit Nierenfunktionsstörungen, veränderten Sexualhormonen (Östrogenmangel) und einem Calcium- oder Phosphatdefizit führt der Mangel an Vitamin D zu schwerwiegenden Störungen des Knochenstoffwechsels, die jahrelange Beschwerden nach sich ziehen können. Die Mineralisation der Knochengrundsubstanz wird unzureichend; es kommt zu einer Knochenerweichung (Osteomalazie) und zu einer Verminderung der Knochengrundsubstanz (Osteoporose). Als Folge können Knochenbrüche schon nach minimalen Stürzen auftreten, manchmal sogar ohne erkennbaren Grund. Andere Umbauprozesse der Knochen (hypertrophe Osteoarthropathie) mit Auftreibungen und Verbreiterungen an den Endgliedern der Finger oder Zehen führen manchmal zu so genannten Trommelschlegelfingern oder -zehen. Verstärkt durch die Mangelernährung kommt es zur Einschränkung der körperlichen Leistungsfähigkeit und Erschöpfungszuständen. Die Haut wird trocken, es kommt zu Haarausfall. Die Fingernägel werden spröde und können ihre Form verändern (Uhrglasnägel).

Die Gewichtsabnahme hat auch tief greifende psychische Folgen. Veränderungen des Eiweißstoffwechsels (der sog. Aminosäuren) können bei kohlenhydratarmer Diät möglicherweise die Übertragung zwischen den Nervenzellen im Gehirn (durch Serotoninmangel) und somit die Stimmung verändern. Mit zunehmender Depression verlieren Patientinnen dann immer mehr Lebensfreude und Interesse an der Umwelt. Gleichzeitig nimmt die Konzentrationsfähigkeit ebenso wie die allgemeine Leistungsfähigkeit und auch das Interesse an der Sexualität ab.

Patientinnen und Therapeuten sollten diese genannten medizinischen Komplikationen und Folgeschäden der Anorexia und Bulimia nervosa kennen. Sie müssen im Rahmen einer Therapie ausreichend berücksichtigt werden, um langjährige Gesundheitsschäden und im Extremfall sogar Todesfälle zu verhindern. Die Behandlung der körperlichen Symptome ersetzt keine Psychotherapie. Aber auch umgekehrt gilt: Die Vernachlässigung der medizinischen Gesichtspunkte kann den Erfolg einer Psychotherapie unnötig verzögern oder auch verhindern.

Schwarze Liste

Notieren Sie bitte in den beiden nachfolgenden Spalten der Tabelle Ihre so genannten „erlaubten" und „verbotenen" Nahrungsmittel. „Erlaubte" Nahrungsmittel sind diejenigen, die Sie sich zugestehen zu essen ohne sie anschließend wieder zu erbrechen oder anderweitig zu kompensieren. „Verbotene" Nahrungsmittel sind diejenigen, die Sie sich *nicht* zugestehen zu essen (z. B. weil sie zu viele Kalorien haben oder Ihrer Meinung nach „ungesund" sind). „Verbotene" Nahrungsmittel werden in der Regel im Rahmen von Heißhungeranfällen gegessen und anschließend wieder erbrochen oder auf andere Art und Weise kompensiert (z. B. über die Einnahme von Laxantien oder extremes Sporttreiben).

„Erlaubte" Nahrungsmittel	„Verbotene" Nahrungsmittel

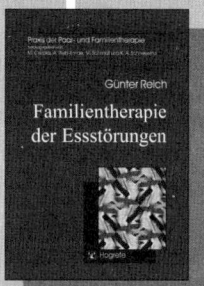

Günter Reich

Familientherapie der Essstörungen

(Reihe: Praxis der Paar- und
Familientherapie, Band 1)
2003, VIII/167 Seiten,
€ 24,95 / sFr. 42,80
ISBN 3-8017-1390-3

Der Band stellt die Praxis der familientherapeutischen Behandlung von Essstörungen
dar. Er beschreibt familiäre Zusammenhänge und Hintergründe von Essstörungen, insbesondere die Familiendynamik von Magersucht und Bulimie. Ein mehrphasiges
Therapiekonzept zur familientherapeutischen Behandlung dieser Störungen wird
vorgestellt und anhand von Fallbeispielen
illustriert.

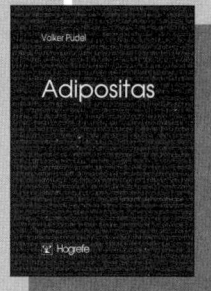

Volker Pudel (Hrsg.)

Adipositas

(Reihe: Fortschritte der
Psychotherapie, Band 19)
2003, VI/83 Seiten,
€ 19,95 / sFr. 33,90
(Im Reihenabonnement
€ 15,95 / sFr. 27,80)
ISBN 3-8017-1392-X

Neue Forschungsergebnisse belegen, dass
genetische und evolutionsbiologische Programme in die Steuerung des Essverhaltens
und der Gewichtsregulation eingreifen. So
besteht heute das Ziel der Adipositastherapie darin, die Patienten in einem Verhal-
tensmanagement gegen diese biologischen
Dispositionen zu trainieren. Das Buch gibt
einen Überblick über den Stand der For-
schung, um die sich daraus ergebenden Konsequenzen für die Therapie praxisnah aufzuzeigen.

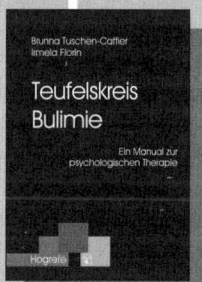

Brunna Tuschen-Caffier
Irmela Florin

Teufelskreis Bulimie

Ein Manual
zur psychologischen Therapie

(Reihe: Therapeutische Praxis)
2002, 79 Seiten, Großformat,
€ 24,95 / sFr. 42,80
ISBN 3-8017-1666-X

Das Manual zeigt anhand zahlreicher Fall-
beispiele das therapeutische Vorgehen bei der
Behandlung von Patientinnen mit Bulimia
Nervosa auf. Neben der Vermittlung von
Regeln zur therapeutischen Gesprächsfüh-
rung werden die drei Behandlungsbausteine
»Ernährungsumstellung«, »Figurexposition«
und »Umgang mit Belastungen« dargestellt.

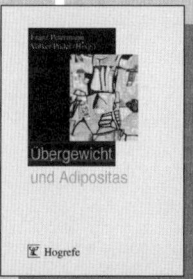

Franz Petermann
Volker Pudel

Übergewicht und Adipositas

2003, 353 Seiten,
€ 34,95 / sFr. 59,–
ISBN 3-8017-1687-2

Das Buch bietet eine aktuelle und interdis-
ziplinäre Bestandsaufnahme zu den verschiedenen Ursachen sowie körperlichen und psy-
chosozialen Folgen von Übergewicht und
Adipositas. Es liefert weiterhin Einblick in
medizinische Maßnahmen und die psychologische Behandlung.

Hogrefe

Hogrefe Verlag

Rohnsweg 25 • 37085 Göttingen
Tel.: 05 51 - 4 96 09-0, Fax: -88
E-Mail: verlag@hogrefe.de
Internet: www.hogrefe.de

Fortschritte der Psychotherapie

herausgegeben von Dietmar Schulte, Klaus Grawe, Kurt Hahlweg und Dieter Vaitl

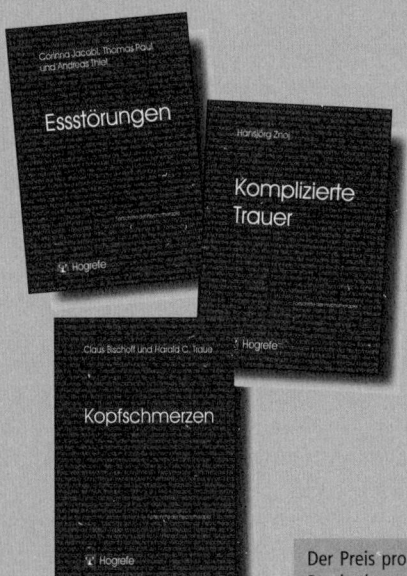

Band 24 Jacobi / Paul / Thiel:
Essstörungen

Band 23 Znoj:
Komplizierte Trauer

Band 22 Bischoff / Traue:
Kopfschmerzen

Band 21 Moggi / Donati:
Psychische Störungen und Sucht: Doppeldiagnosen

Der Preis pro Band beträgt € 19,95 / sFr. 34,90. Wenn Sie die Fortschritte der Psychotherapie zur Fortsetzung bestellen, erhalten Sie alle Bände automatisch nach Erscheinen (3-4 Bände jährlich) zum Vorzugspreis von je € 15,95 / sFr. 28,50, Sie sparen 20% gegenüber dem Einzelpreis.

Weitere Bände der Reihe:

Band 1 Rief/Hiller: Somatisierungsstörung und Hypochondrie • **Band 2** Hahlweg/Dose: Schizophrenie • **Band 3** Schneider/Margraf: Agoraphobie und Panikstörung • **Band 4** Hautzinger: Depression • **Band 5** Petermann: Asthma bronchiale • **Band 6** Lindenmeyer: Alkoholabhängigkeit • **Band 7** Backhaus/Riemann: Schlafstörungen • **Band 8** Ehlers: Posttraumatische Belastungsstörung • **Band 9** Kockott/Fahrner: Sexualstörungen des Mannes • **Band 10** Kröner-Herwig: Rückenschmerz • **Band 11** Emmelkamp/van Oppen: Zwangsstörungen • **Band 12** Elsesser/Sartory: Medikamentenabhängigkeit • **Band 13** Vaitl: Hypertonie • **Band 14** Bohus: Borderline-Störung • **Band 15** Stangier: Hautkrankheiten und Körperdysmorphe Störung • **Band 16** Gromus: Sexualstörungen der Frau • **Band 17** Fiedler: Dissoziative Störungen • **Band 18** Jungnitsch: Rheumtatische Erkrankungen • **Band 19** Pudel: Adipositas • **Band 20** Goebel: Tinnitus und Hyperakusis

Besuchen Sie uns im Internet:
http://www.hogrefe.de

Hogrefe Verlag

Rohnsweg 25 • 37085 Göttingen
Tel.: 05 51 - 4 96 09-0 • Fax: -88
E-Mail: verlag@hogrefe.de

Hogrefe

Wichtige Fragen für den Erstkontakt

- Aktuelle Beschwerden? Auswirkungen auf das Leben der Patientin?
- Wie lange bestehen diese schon?
- Auslöser der Beschwerden (Einschätzung der Patientin)?
- Haben sie sich im Laufe der Zeit verändert?
- Kommt die Patientin freiwillig/selbstständig oder wurde sie geschickt?
- Warum wünscht die Patientin *zu diesem Zeitpunkt* eine Behandlung?
- Richtiger Zeitpunkt für Therapiebeginn? Ausreichende Ressourcen und Rahmenbedingungen für Therapie vorhanden?
- Soziale Einbettung der Patientin?
- Therapeutische Vorerfahrungen? Wenn ja, wie wurden die entsprechenden Vorbehandlungen bewertet?
- Erwartungen an die Therapie bzw. die Therapeutin/den Therapeuten?
- Was soll mit Hilfe der Therapie verändert werden? Konkrete Therapieziele?
- Wer weiß von den Beschwerden?

Weitere Inhalte:

- Exploration allgemeiner Ressourcen
- Abklärung von Suizidalität
- Abklärung anderer Problembereiche im Sinne von Komorbiditäten
- Aufklärung über Gefahren in Verbindung mit der Erkrankung
- Beschreibung wesentlicher Merkmale des Therapiekonzeptes

Fragen zur Diagnostik und Vorgeschichte

- Beginn der Essstörung? *Wann* und in *welcher Reihenfolge* haben die *spezifischen Symptome* begonnen?

- *Wie häufig* treten die spezifischen Symptome derzeit auf?

- Falls Erbrechen bejaht wird: Wie wird es herbeigeführt?

- Wie häufig wurde schon eine Diät gemacht? Welche Art? Gewichtsverlust?

- Hat sich die Essstörung über die Zeit verändert? Genaue Beschreibung der Veränderungen sowie der Bedingungen dafür.

- Beeinträchtigung durch die Störung?

- Gewicht als Kind (normal, übergewichtig, untergewichtig)?

- Gewicht der Eltern (normal, übergewichtig, untergewichtig)?

- Essstörungen in der Familie (Eltern, Geschwister)?

Auslöser und subjektives Krankheitsmodell:

- Erklärung für den Beginn (Zeitpunkt) der Essstörung? Was könnte damals dafür mitverantwortlich gewesen sein?

- Welche Erklärung hat die Patientin dafür, dass *sie* diese Störung entwickelt hat?

- Welche Probleme/Konflikte/Schwierigkeiten in anderen Bereichen des Lebens sind mitverantwortlich für die Essstörung?

Funktionalität der Essstörung:

– Welche Mitmenschen wissen von der Störung?

– Wie reagieren diese darauf?

– Wie würden diese reagieren, wenn die Patientin keine Essstörung mehr hätte?

– Wie würde das Leben aussehen, wenn die Störung nicht mehr bestehen würde?

– Symptomfrei – Was würde fehlen?

– Gibt es positive Seiten der Essstörung?

– Aufrechterhaltende Faktoren?

Selbsthilfeversuche:

– Bisherige Selbsthilfeversuche?

– Was war hilfreich, was kontraproduktiv? Erklärung?

Therapieziele und Erwartungen an die Therapie:

– Was genau soll sich verändern?

– Welchen Part übernimmt die Patientin, was soll der/die Therapeut/in machen?

– Ist der jetzige Zeitpunkt für den Therapiebeginn ideal? Wenn ja, warum?

– Welche Unterstützung wird benötigt?

– Welche Ressourcen sind vorhanden?